DIE OPERATIVE BEHANDLUNG DES PROLAPSES MITTELST INTERPOSITION UND SUSPENSION DES UTERUS

VON

Professor Dr. E. WERTHEIM
VORSTAND DER II. UNIVERSITÄTS-FRAUENKLINIK IN WIEN

MIT 62 TEXTABBILDUNGEN

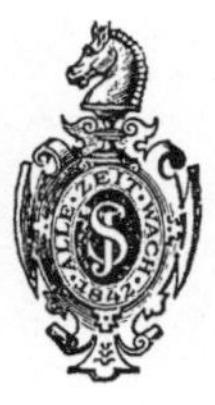

SPRINGER-VERLAG BERLIN HEIDELBERG GMBH 1919

ISBN 978-3-662-32328-1   ISBN 978-3-662-33155-2 (eBook)
DOI 10.1007/978-3-662-33155-2

Vorwort.

Vorliegende Monographie ist das Ergebnis mehrjähriger Bemühungen. Der Verfasser sah sich hierbei von verschiedenen Seiten wesentlich unterstützt. Die Assistenten der Klinik, die Herren Weibel, Werner und Wagner, letzterer derzeit Vorstand der deutschen Frauenklinik in Prag, leisteten ihm hierbei wertvolle Dienste und begleiteten seine Arbeit auf allen ihren Wegen mit feinstem Verständnis. Prof. Maresch und Prof. Oskar Stoerk unterstützten ihn durch Beistellung reichlichen anatomischen Materiales. Besonders wertvoll war dem Verfasser endlich die höchst anregende Teilnahme Prof. Tandler's, welcher ja selbst einer der Hauptbeteiligten auf dem Gebiete des Prolapses ist und durch seine mit Halban publizierten, grundlegenden Untersuchungen über die Bedeutung des muskulären Beckenbodens die Prolapslehre in neue Bahnen gelenkt hat.

Die Abbildungen hat Herr Hajek in vorzüglicher Weise angefertigt. Was die Wiedergabe derselben und die Ausstattung im allgemeinen betrifft, ist die Verlagsbuchhandlung in dankenswerter Weise, trotz der Schwierigkeiten der gegenwärtigen Zeit, auf die Intentionen des Verfassers eingegangen.

Wien, Ende 1918.

Prof. Wertheim.

Inhaltsverzeichnis.

		Seite
I.	Entstehung der Interposition	1
	Begriff der parametranen Blasenleiste	2
	Originaltechnik	4
	Modifizierte Technik	14
II.	Verhältnis der Original- und der modifizierten Technik	15
III.	Verhältnis der Interposition zur Vaginofixation	16
IV.	Die Prioritätsansprüche Schauta's und Watkins'	22
V.	Verhältnis der Interposition zur W. A. Freundschen Stöpseloperation	30
VI.	Der postoperative Verlauf nach der Interposition	34
	1. Störungen der Harnentleerung	35
	2. Strangulationsblutungen	36
	3. Eiterungen im Interpositionsbett	38
	Operationsmortalität	40
	Die Interposition bei Komplikationen der Prolapse	41
	Dauererfolge der Interposition und Rezidivmechanismen	43
VII.	Interposition und Schwangerschaft	47
VIII.	Die Einnähungsinterposition	49
	Verlauf nach derselben	51
	Ureterenkonflikte	51
IX.	Blasenleistennaht und Scheidenspangennaht	62
X.	Die Vereinigung der Portio vaginalis mit den Sacrouterinligamenten (Suspension)	64
	Verhältnis der Suspension zur Verkürzung der Sacrouterinligamente	75
	Verlauf nach der Suspension	79
	Dauererfolge	83
XI.	Die Prolapsätiologie im Lichte der Interposition und der Suspension. Hiezu anatomische Studien über den Halt der Beckeneingeweide	89
XII.	Die Suspension ohne Interposition	115
XIII.	Unser operatives Vorgehen bei Senkungen und Prolapsen	115
XIV.	Statistik und Tabellen	118
	A. 1899—1913.	
	B. 1913—1918.	

I. Entstehung der Interposition.

Im Laufe der letzten Jahre hat an meiner Klinik das operative Vorgehen bei den Genitalprolapsen verschiedene Wandlungen durchgemacht. Einerseits haben sich unsere Anschauungen über die Interposition geklärt, was in verschiedenen Vervollkommnungen zum Ausdrucke gekommen ist, und andererseits ist es uns endlich gelungen, das Problem der Hebung der Portio vaginalis uteri zu lösen. Diese Änderungen zusammenzufassen und den Stand der Technik, wie sie heute bei uns geübt wird, zu schildern, scheint nunmehr geboten[1]). Zu diesem Zwecke ist es nötig, zunächst auf die Entstehung der Interposition zurückzukommen.

Am 21. Februar 1899 habe ich in der Wiener geb.-gyn. Gesellschaft (siehe Zentralbl. f. Gyn. 1899, **Nr.** 14 „Zur plastischen Verwendung des Uterus bei Prolapsen") eine Operation zur Heilung von Zystokelenprolapsen angegeben, welche ich abgeleitet hatte aus dem W. A. Freundschen Verfahren (Eine neue Operation zur Schließung gewisser Harnfisteln beim Weibe, Volkmanns Samml. klin. Vortr. N. F. 1895, Nr. 118), zur Schließung großer Blasenscheidenfisteln den in die Vagina eventrierten Uteruskörper zu benützen.

W. A. Freund hatte hierbei den Uteruskörper durch das hintere Scheidengewölbe herabgeschlagen. Ohne daß er besondere Gründe für die Wahl dieses Weges angegeben hätte, liegt es nahe, anzunehmen, daß er sich zu demselben veranlaßt sah nicht bloß deshalb, weil die Eröffnung des Douglas im allgemeinen leichter gelingt als die Eröffnung der Excavatio vesico-uterina, sondern hauptsächlich deshalb, weil speziell beim Vorhandensein einer großen Blasenscheidenfistel, wenn dieselbe hoch hinaufreicht und eventuell mit dem Verlust der vorderen Lippe der Portio vaginalis kombiniert ist, die Ablösung der Blase infolge der Narbigkeit der Gewebe mit ganz besonderen Schwierigkeiten verbunden sein kann. Hiervon abgesehen schien mir aber das Herabschlagen des Uteruskörpers durch das vordere Scheidengewölbe für

---

[1]) Die bisher über diese Änderungen erschienenen Publikationen sind: Zur Technik der Interpositio uteri beim Prolaps. Naturforscherversammlung in Wien 1913 und Arch. f. Gyn. Bd. 102, ferner: Die Suspension der Portio vaginalis an den Sacrouterinligamenten. Arch. f. Gyn. Bd. 103, endlich: Zur Technik der operativen Behandlung der Genitalprolapse und Retrodeviationen des Uterus. Zentralbl. f. Gyn. 1916. Nr. 1.

die Erreichung des Operationszweckes entsprechender zu sein; es war zu erwarten,
daß sich der durch das vordere Scheidengewölbe eventrierte Uteruskörper inniger an
die Ränder der Fistelöffnung anlegen würde. Denn indem der in die Vagina eventrierte
Uteruskörper sich in die Bauchhöhle zurückzuziehen strebt, wird sich der durch das
vordere Scheidengewölbe herabgeschlagene Uteruskörper erst recht an die vordere
Scheidenwand anschmiegen, wodurch das Anheilen des Uteruskörpers an den ange-
frischten Fistelerändern begünstigt wird, während der durch das hintere Scheidengewölbe herabgeschlagene Uteruskörper sich bei seinen Retraktionsbestrebungen
naturgemäß von der vorderen Scheidenwand zu entfernen sucht. Und als sich für
mich die Gelegenheit ergab, die W. A. Freundsche Fisteloperation anzuwenden,
wählte ich, da in dem betreffenden Falle die vordere Lippe der Portio vaginalis intakt
geblieben war und somit eine besondere Schwierigkeit bei der Ablösung der Blase vom
Uterus nicht zu befürchten war, den vorderen Weg.

Aus diesem Falle kam mir der Gedanke zu jener Operation, die einige Jahre
später unter dem Namen Interposition populär wurde. Die Zystokele kann ja ge-
wissermaßen als Defekt der Blase aufgefaßt werden. Es war mir, nach meiner Erfahrung mit der modifizierten W. A. Freundschen Fisteloperation, klar, daß der
durch das vordere Scheidengewölbe eventrierte Uteruskörper sich nach Art einer
Pelotte an die Zystokele anlegen und dieselbe bei seinen Retraktionsbestrebungen
quasi auf seinen Rücken nehmen und emporheben würde, ohne daß dieselbe sich
ihm würde entziehen können. Denn ein Ausweichen der Zystokele gegen die
Symphyse war deshalb nicht zu befürchten, da die schonend ausgeführte Coeliotomia vaginalis anterior keine nennenswerte Mobilisierung der Blase zur Folge
hat. Der Blasengrund (Abb. 1) ist rückwärts innig an den Parametrien und an
deren die Zervix und das Scheidengewölbe vorne umgreifenden Verbindung befestigt.
Bei der Coeliotomia vaginalis anterior wird nun allerdings diese vordere Verbindung
der beiden Parametrien von der Zervix abgetrennt. Sie bleibt an der Blasenwand
als deutlich ausgeprägte (beim Prolaps meist stark hypertrophische) Bindegewebsleiste
stehen. Wir wollen dieselbe als „parametrane Blasenleiste" bezeichnen[1]). Aber zu
beiden Seiten der Zervix, an den Parametrien und am vorderen Scheidengewölbe
bleibt die Befestigung des Blasengrundes intakt und das genügt vollkommen, um
eine Retraktion des Blasengrundes gegen die Symphyse auszuschließen.

Gegen die Wahl des vorderen Weges war bei der Anwendung der modifizierten
W. A. Freundschen Fisteloperation auf den Prolaps mangels jeglichen Narben
gewebes nicht das geringste Bedenken vorhanden.

Abgesehen von dieser gegen die Zystokele gerichteten Pelottenwirkung waren
von dieser Operation gleichzeitig alle jene Vorteile zu erwarten, welche die starke

Begriff der „para-metranen Blasen-leiste".

----

[1]) Dieselbe kommt sehr schön zur Darstellung in E. Martins „Der Haftapparat der weiblichen
Genitalien." I. Teil, Tafel 2 als obere Begrenzung des Spatium vesico-vaginale (d).

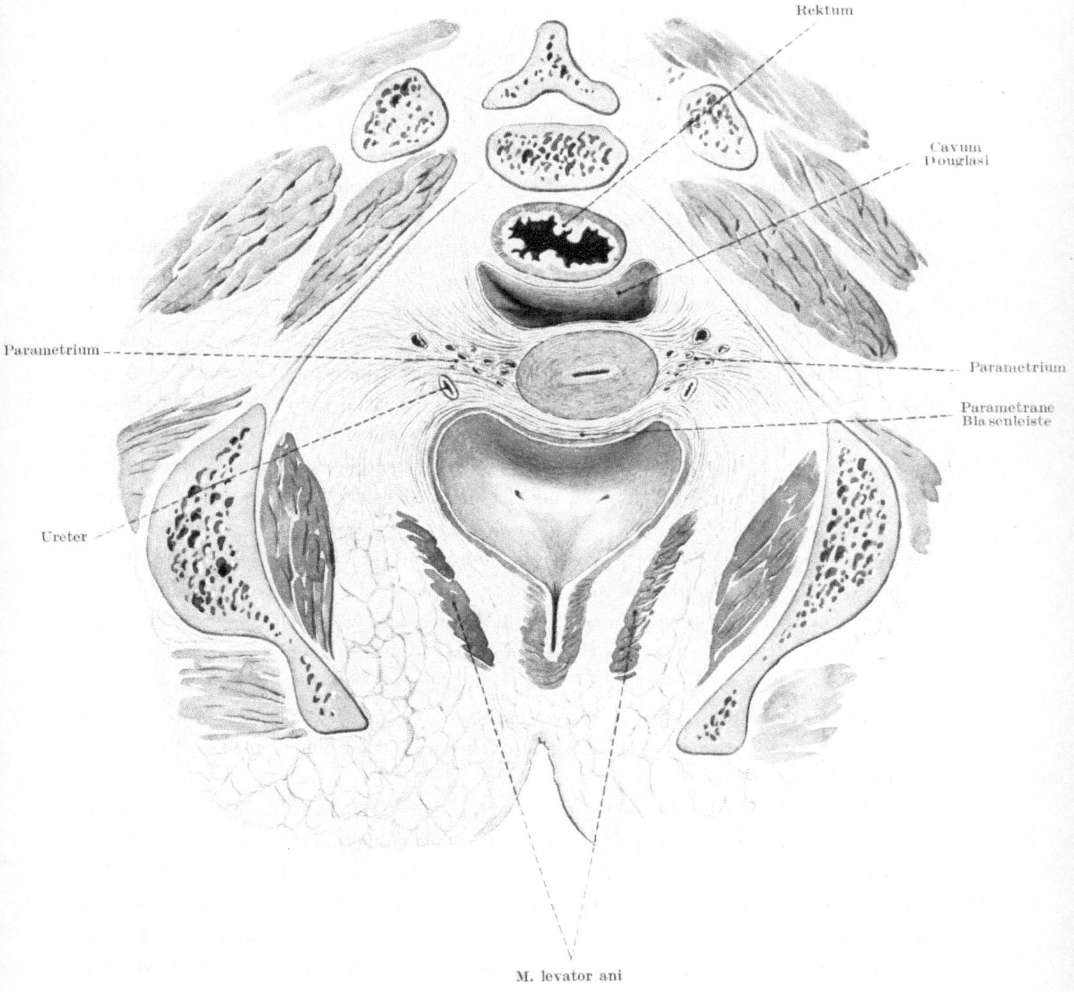

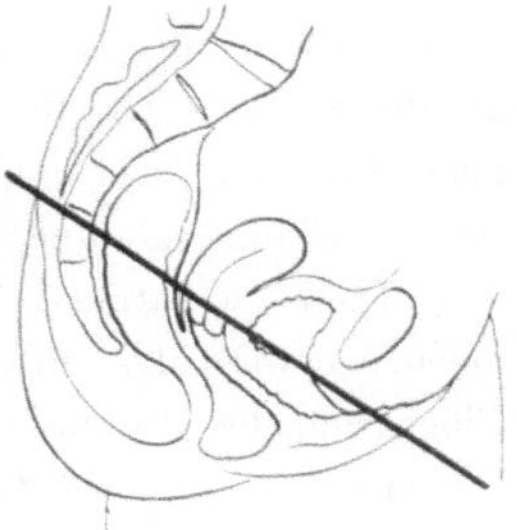

Abb. 1. Querschnitt durch ein weibliches Becken (siehe Orientierungsskizze) mit Zugrundelegung der Tafeln 15 und 16 aus Sellheims „Der normale Situs der Organe im weiblichen Becken" 1903, Wiesbaden, Bergmann.

Der Schnitt zeigt die beiden Parametrien und deren präzervikale Verbindung i. e. die parametrane Blasenleiste.

Antevertierung des Uterus bei Prolapsen ausübt und welche uns aus unseren Erfahrungen mit den verschiedenen Methoden der Vaginofixation wohl bekannt waren.

Dabei war klar, daß unser Verfahren vor der Vaginofixation den großen Vorzug haben würde, daß eine Retraktion des Uteruskörpers so gut wie ausgeschlossen ist. Beim Herausholen des Uteruskörpers mittels Coeliotomia vaginalis anterior wird zunächst eine maximale Anteflexion des Uterus erzeugt; die in den Fundus desselben eingesetzten Häkchen resp. Kugelzangen ziehen denselben an das vordere Scheidengewölbe innig heran, wobei das Collum mit der Portio vaginalis nach hinten oben ausweicht, soweit es seine Befestigungen gestatten, und die Entwicklung des Uteruskörpers durch die Öffnung der vorderen Cöliotomie geht derart vor sich, daß gleichsam eine Abrollung des Uterus stattfindet, und zwar in der Weise, daß der Scheitel der Flexion in dem Maße, als der Uteruskörper in das Scheidenlumen hineingezogen wird, sich gegen die Portio verschiebt, wobei gleichzeitig letztere immer mehr nach oben tritt. Ausgleichen kann sich die zustande gekommene extreme Anteflexion erst, nachdem die Eventrierung des Uteruskörpers in die Scheide vollendet ist. Dann erst kann sich der Uterus in der Richtung der Scheide strecken. Man begreift wohl, daß ein Sichzurückziehen des derart in die Vagina eventrierten Uteruskörpers in die Bauchhöhle nur sehr schwer möglich ist. Die Lücke, durch welche der Uteruskörper in die Scheide vorgeholt worden ist, wäre selbstverständlich groß genug hierfür, aber es müßte der Uterus, der sich nach der Eventrierung ausgestreckt hat, erst wieder zusammenklappen; dann erst wäre die Vorbedingung für ein Sichzurückziehen des Uterus aus der Vagina gegeben. Je größer die Lücke, durch welche der Uteruskörper eventriert worden ist, desto eher wäre natürlich eine solche Retraktion im Bereiche der Möglichkeit.

Wir gingen in der Hoffnung an die ersten derartigen Prolapsoperationen heran, ein wirklich gutes und leistungsfähiges Operationsprinzip gefunden zu haben, und es entwickelte sich folgende Technik: Durch einen Querschnitt wurde das vordere Scheidengewölbe eröffnet, die Blase in der Mitte vom Collum soweit abpräpariert, als zur Bloßlegung und Eröffnung der Plica vesico-uterina nötig ist und sodann der Uteruskörper in die Vagina eventriert. Der Kolpotomieschnitt wurde hierauf beiderseits bis heran an das Collum des eventrierten Uteruskörpers durch Nähte geschlossen. Schließlich wurde der eventrierte Uteruskörper auf die angefrischte Zystokele aufgenäht, resp. durch einen sagittalen Spalt in der vorderen Scheidenwand, der aber nicht bis zum Querschnitt fortgesetzt wurde, in das Spatium vesico-vaginale versenkt. Eine sorgfältige Dammplastik wurde angeschlossen.

Diese Operation ist im allgemeinen leicht auszuführen. Schwierigkeiten kann machen erstens die Auffindung der Plica vesico-uterina, wenn dieselbe infolge starker Elongation des Collums sehr hoch steht. Man tut in solchen Fällen am besten, das Herumgraben zwischen Collum und Blase nicht allzu lange fortzusetzen und sich den

Schwierigkeiten dadurch zu entziehen, daß man vom hinteren Scheidengewölbe den Douglas eröffnet und den Uteruskörper nach hinten stürzt und luxiert, worauf man mit dem Finger das Peritoneum der Plica vesico-uterina von innen her in den vorderen Cöliotomieschnitt hineindrängt (Abb. 2). Die Eröffnung derselben gelingt nun leicht, wonach der Uteruskörper reponiert und vorne hervorgeholt wird.

Zweitens macht in manchen Fällen die Entwicklung des Uteruskörpers durch die Cöliotomieöffnung Schwierigkeiten, namentlich wenn er im Verhältnis zur Cöliotomie-

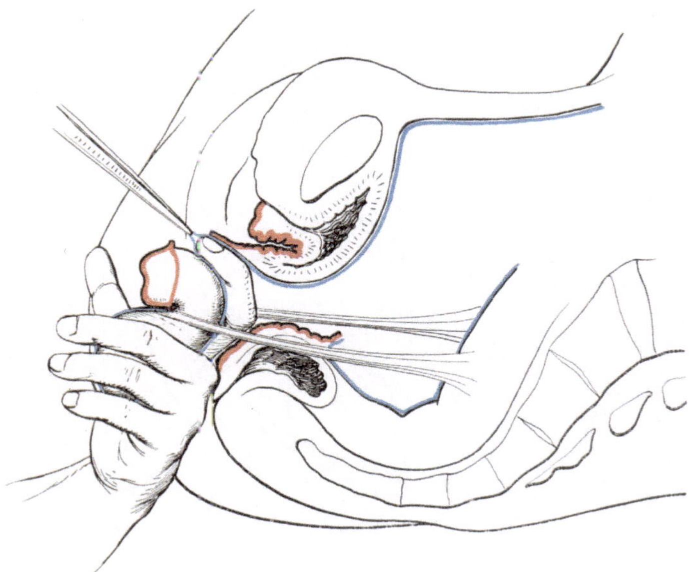

Abb. 2. Die Pinzette erfaßt das durch den Zeigefinger der linken Hand vorgedrängte Peritoneum der Plica vesico-uterina. Um den Zeigefinger so einführen zu können, mußte vorher der Douglas eröffnet und durch letzteren der Uteruskörper vorgezogen werden.
Blau = Peritoneum.

öffnung groß ist. Das Wichtigste ist hierbei, ihn vor dem Hereinziehen in die Scheide vollkommen zu stürzen, d. h. auf den Kopf i. e. den Fundus zu stellen. Hierbei sehe man darauf, zunächst das eine Horn einzustellen und hereinzuziehen, dann den Fundus und hierauf das andere Horn, bis endlich der größte Umfang des Corpus durchschneidet. Da die Cöliotomieöffnung dehnungsfähig ist, braucht man bei solchem Vorgehen kaum je (außer bei Vorhandensein von Myomen) zur Verkleinerung des Uteruskörpers Zuflucht zu nehmen.

Der topographische Situs nach dieser Operation wird durch die Abbildungen 3 und 4 wiedergegeben: Nach Vereinigung der Scheidenlappen über seiner vorderen Fläche ist fast der ganze Uteruskörper in dem zum Interpositionsbett umgewandelten Spatium vesico-vaginale eingeschlossen; nur der unterste Teil des Corpus und der supravaginale Anteil der Zervix liegen mit ihrer vorderen Fläche gegen die Vagina bloß. Blase und Scheide sind voneinander getrennt von der Harnröhre bis zum vorderen Scheidengewölbe; im Bereiche dieses letzteren ist das Spatium vesico-vaginale nicht entfaltet, dort sind Blase resp. parametrane Blasenleiste und vordere Scheidenwand in ihrem natürlichen Zusammenhange geblieben, so daß das Interpositionsbett vom Cöliotomie-

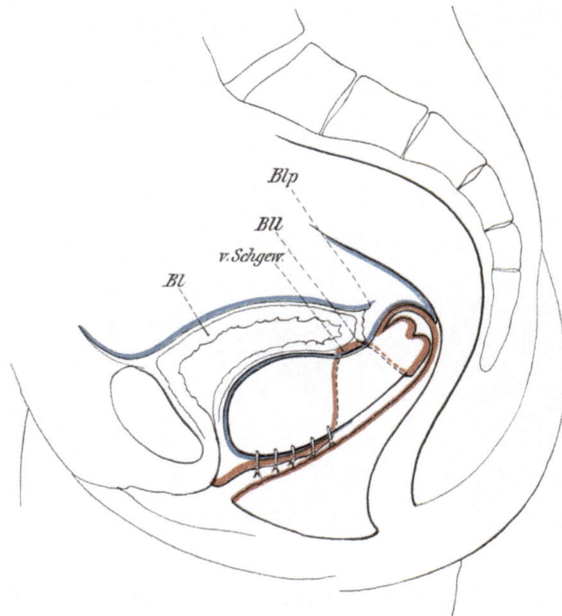

Abb. 3. Schema über die Topographie nach der Interposition. „Originaltechnik". Medianschnitt.
blau = Peritoneum, rot = Scheidenhaut. Bl = Blase. Bll = Blasenleiste. Blp = Blasenperitoneum.
v. Schgew. = vorderes Scheidengewölbe.

kanal vollständig getrennt ist. Von einem Cöliotomiekanal kann man übrigens nicht mehr recht sprechen; denn dadurch, daß der Uteruskörper eventriert worden ist, ist die hintere Wand des Cöliotomiekanals, die von der vorderen Zervixfläche gebildet wird, in die Scheide hinein verlagert worden, und der stehen gebliebenen vorderen Wand des Cöliotomiekanals, welche von dem über der parametranen Blasenleiste gelegenen Teil der Blasenwand gebildet wird, bleibt nichts anderes übrig, als sich samt dem Blasenperitoneallappen der hinteren Uteruswand anzulegen. Was die Adnexa uteri betrifft, so folgen die Ovarien und die abdominellen Anteile der Tuben gewöhnlich

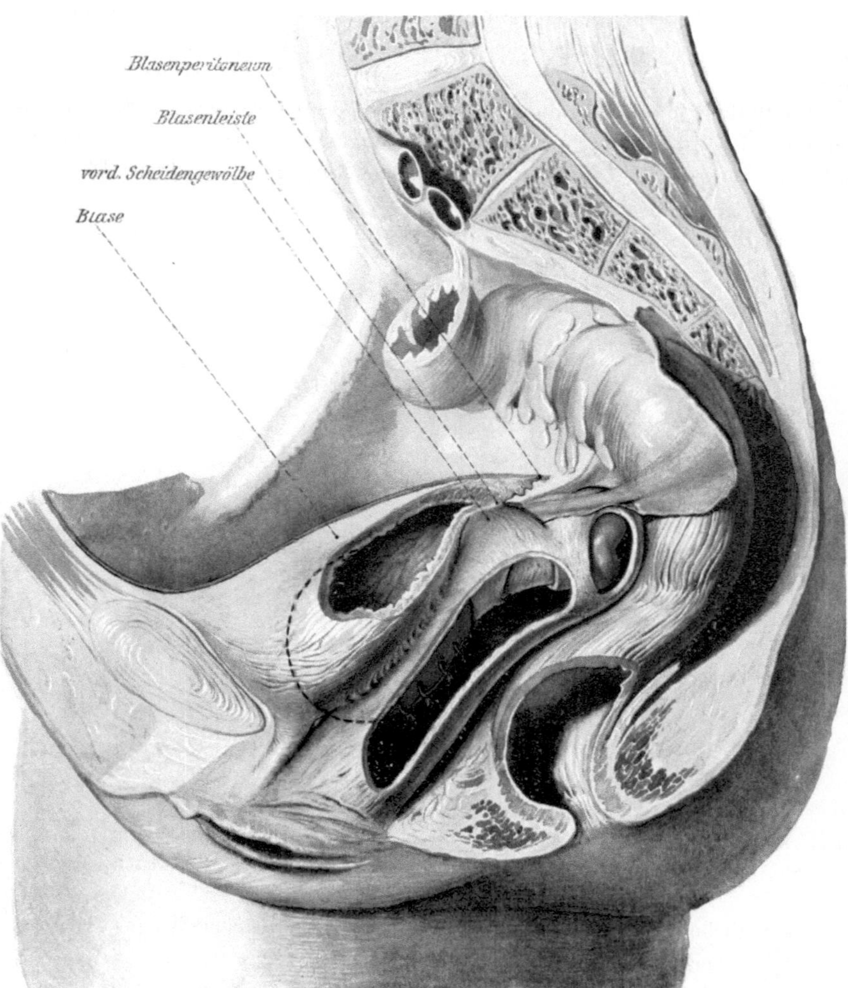

Abb. 4. Medianer Sagittalschnitt durch das Becken nach Interposition. „Originaltechnik".
(Plastische Darstellung aus der Phantasie.)

nicht in das Interpositionsbett, sondern bleiben intraperitoneal (Abb. 9, 19, 35). Nur
bei besonderer Kürze der Ligamenta ovar. propria folgen sie dem Uteruskörper, oder
wenn sie absichtlich vorgezogen werden, z. B. bei der Tubenresektion. Gelingt es
nicht, sie zu reponieren, kann man sie unbesorgt im Interpositionsbett einheilen
lassen.

Die Wirkung dieses Operationsverfahrens ist in der Tat vorzüglich: Die Zystokele
wird durch den Uteruskörper mächtig gehoben, die Scheide durch die Antevertierung
des Uterus stark gestreckt und die Portio vaginalis nach hinten gerichtet. Die intra-

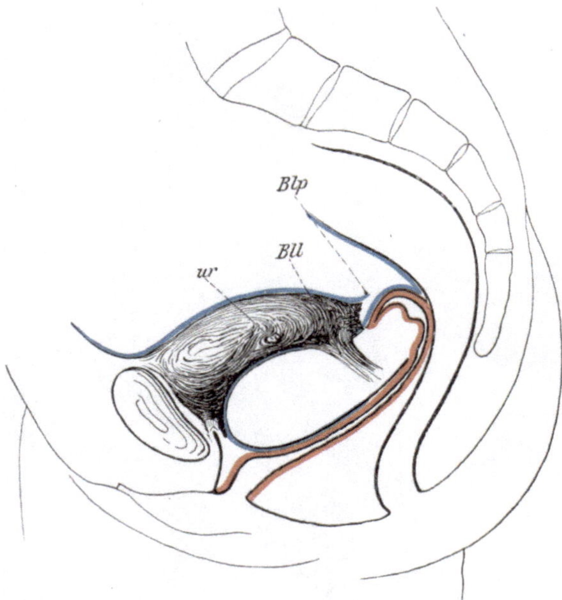

Abb. 5. Schema über die Topographie nach der Interposition. „Modifizierte Technik". Medianschnitt.
blau = Peritoneum, rot = Scheidenhaut. Bl = Blase. Bll = Blasenleiste. Blp = Blasenperitoneum.

vaginale Einheilung des Collums mit der nachträglichen Verengerung der Scheidenlücke macht eine Retraktion des Uterus unmöglich.

Allerdings macht sich bei dieser Technik ein Übelstand geltend: Der supravaginale
Anteil des Collums und der unterste Anteil der vorderen Corpuswand bleiben ungedeckt,
auch wenn man den Uteruskörper nicht einfach auf die angefrischte Zystokele aufnäht, sondern mit den stehengelassenen Lappen der vorderen Scheidenwand über-
kleidet. Eine schwerwiegende Bedeutung hat dieses Nacktbleiben wohl nicht,
weil im Verlaufe weniger Wochen vollständige Überhäutung eintritt. Immerhin

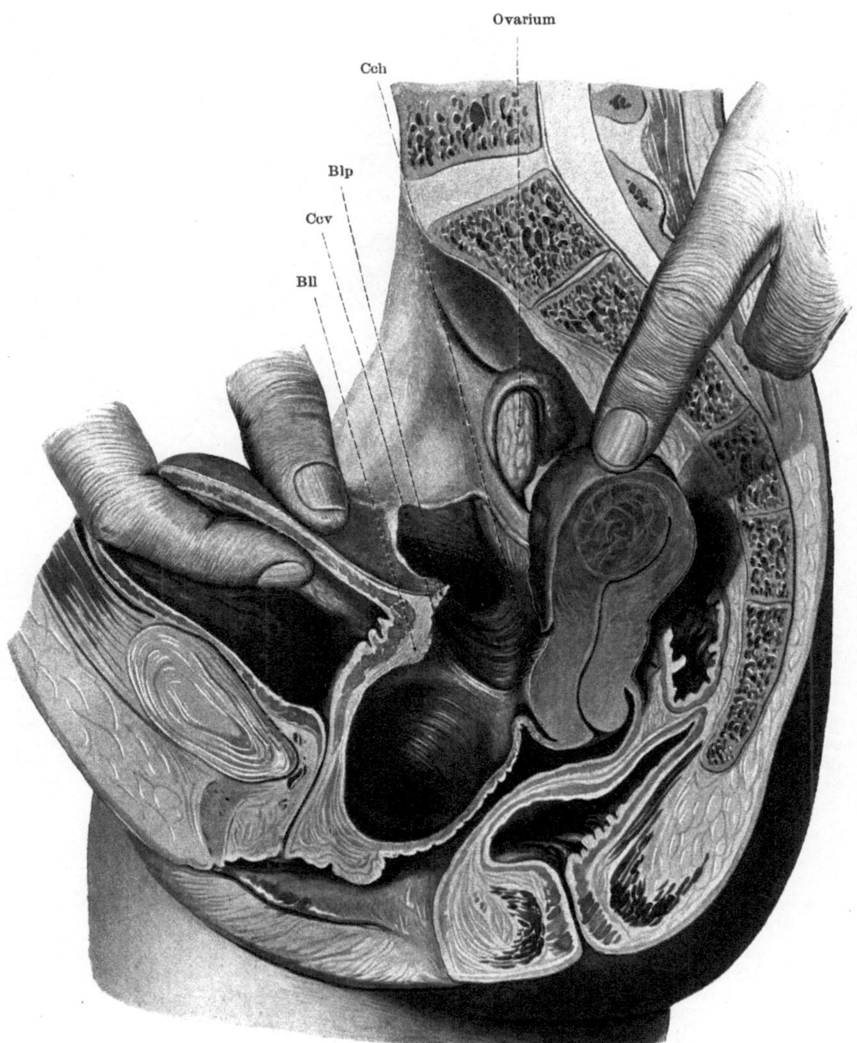

Abb. 6.   Medianer Sagittalschnitt durch ein Becken nach Interposition.   „Modifizierte Technik" (nach
der Natur).

Der Uteruskörper ist aus dem Interpositionsbett zurückgezogen und retrovertiert.   Im Corpus ein Myomknoten.
Man beachte den prominierenden Ring der parametranen Blasenleiste (Bll) und die weite Kommunikation des Inter-
positionsbettes (Spatium vesico-vaginale) mit dem Cöliotomiekanal (Spatium vesico-uterinum), dessen vordere
Wand mit Ccv, dessen hintere Wand mit Cch bezeichnet ist.   Blp = Blasenperitoneallappen.

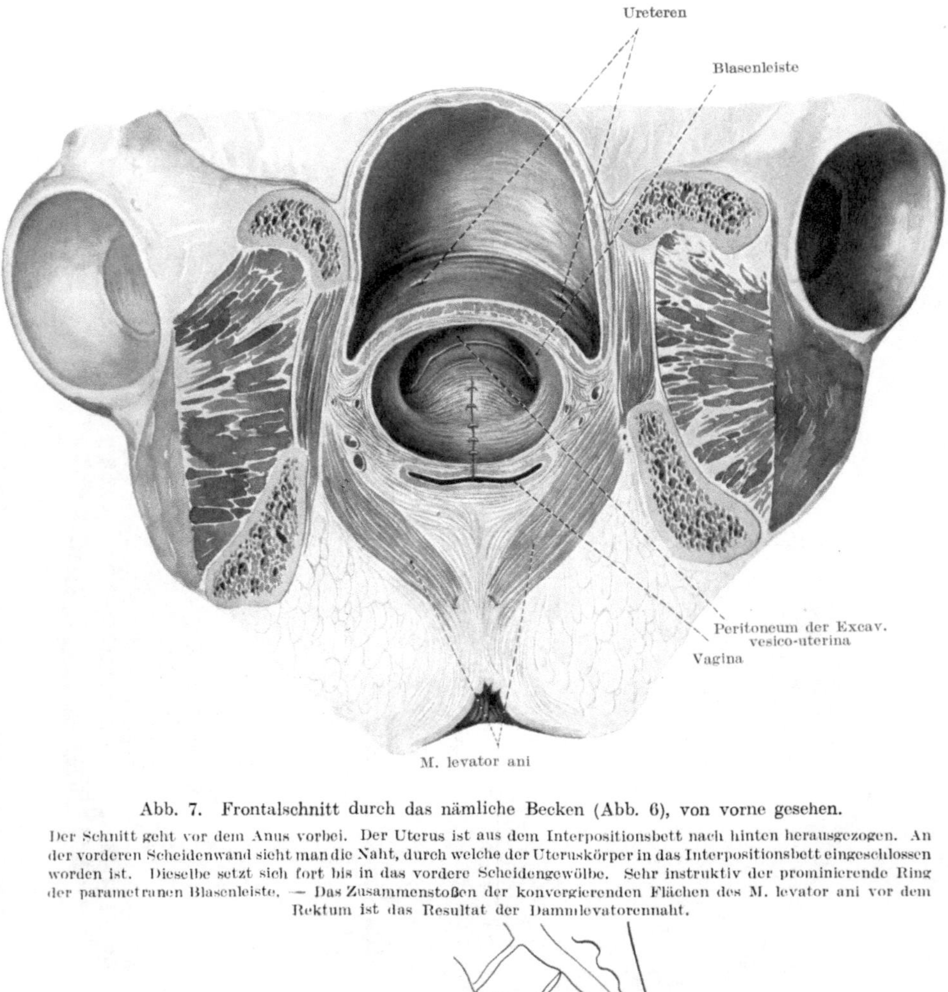

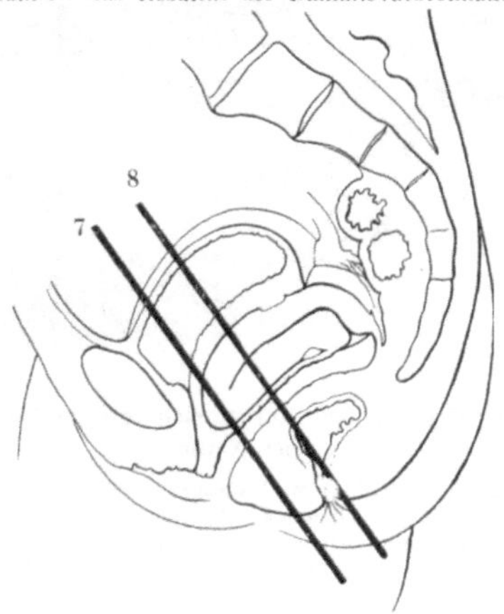

Abb. 7. Frontalschnitt durch das nämliche Becken (Abb. 6), von vorne gesehen.

Der Schnitt geht vor dem Anus vorbei. Der Uterus ist aus dem Interpositionsbett nach hinten herausgezogen. An der vorderen Scheidenwand sieht man die Naht, durch welche der Uteruskörper in das Interpositionsbett eingeschlossen worden ist. Dieselbe setzt sich fort bis in das vordere Scheidengewölbe. Sehr instruktiv der prominierende Ring der parametranen Blasenleiste. — Das Zusammenstoßen der konvergierenden Flächen des M. levator ani vor dem Rektum ist das Resultat der Dammlevatorennaht.

Orientierung zu Abb. 7 und 8.

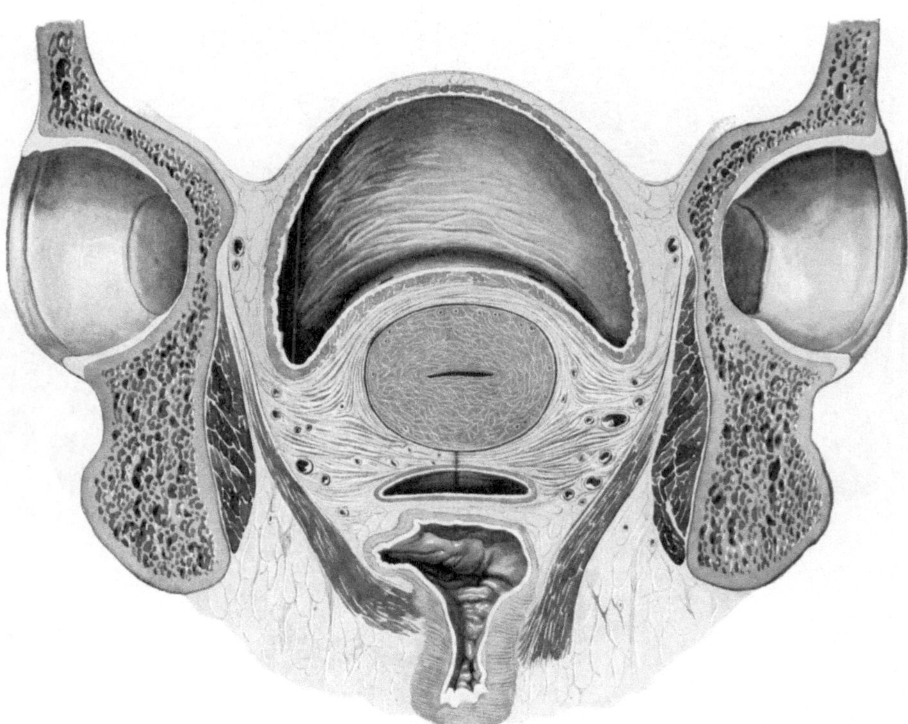

Abb. 8. Frontalschnitt hinter dem der Abb. 7 zugrunde liegenden Schnitte (siehe Orientierungsskizze).
Der interponierte Uteruskörper ist hier nicht aus dem Interpositionsbett herausgenommen.

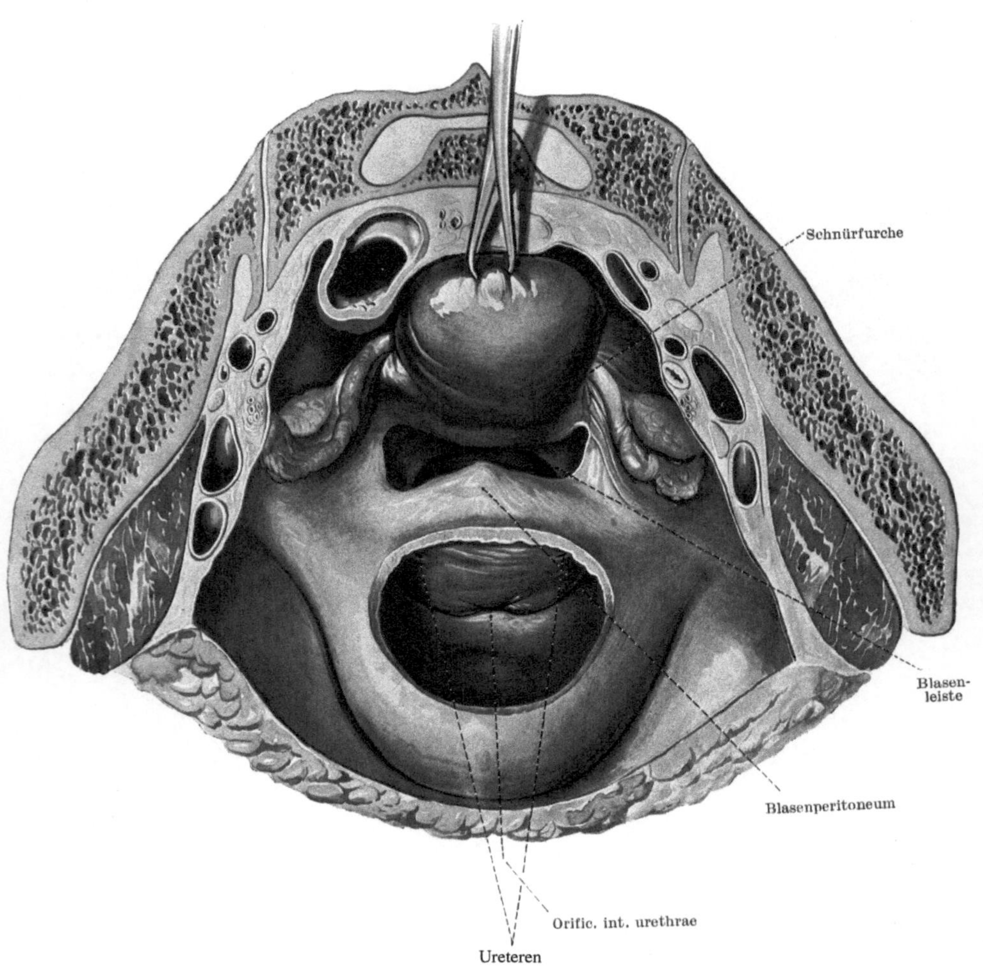

Abb. 9.   Das nämliche Präparat wie in Abb. 6, 7 und 8 von oben.

Der Uteruskörper ist aus dem Interpositionsbett herausgezogen und mittels der in den Fundus eingesetzten Kugelzange retroponiert gehalten. Durch ein Fenster blickt man in das Blaseninnere und erkennt die Ureterenmündungen und das Orificium internum urethrae. Der Blasengrund ist gegen das Blaseninnere stark vorgebaucht. Hinter der Blase liegt die peritoneale Öffnung der Excavatio vesico-uterina, durch welche man in den Cöliotomiekanal und in das Interpositionsbett gelangt. Die Grenze der beiden wird durch die parametrane Blasenleiste gebildet. An dem Uterus sieht man als Effekt der Schnürung durch die Blasenleiste eine stark ausgeprägte Schnürfurche.

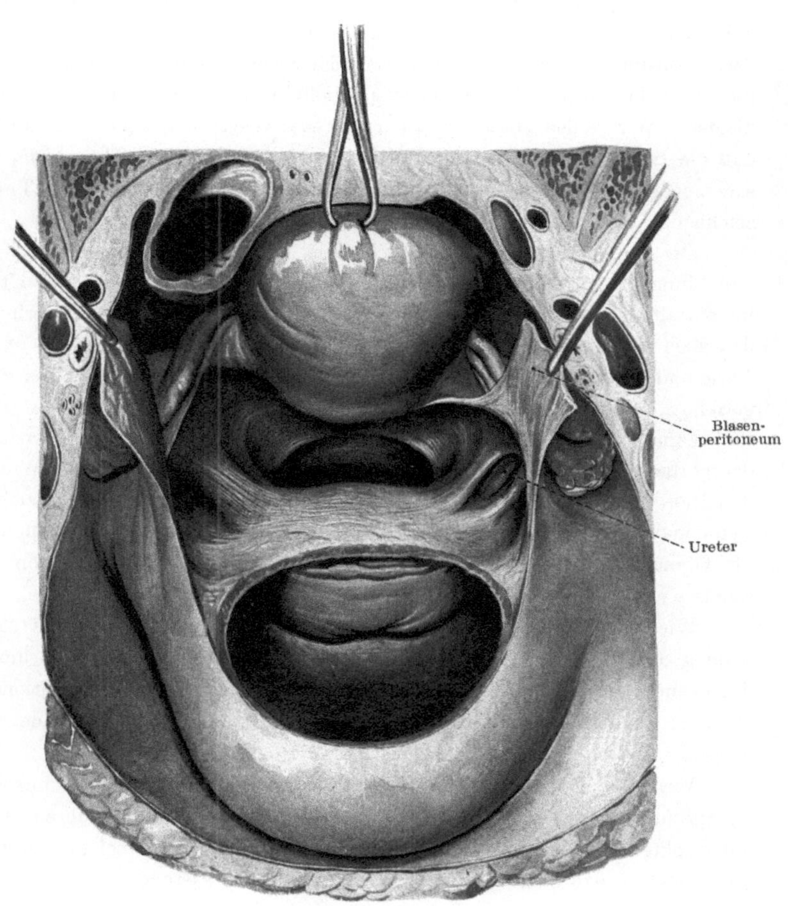

Abb. 10.　Das nämliche Bild wie Abb. 9.

Hier ist das Blasenperitoneum median gespalten und nach beiden Seiten zurückpräpariert, so daß man die Blasenleiste und ihr topographisches Verhalten zum Cöliotomiekanal und zu den Parametrien erkennt.　Links ist die Pars
vesicalis des Ureters frei präpariert.

nahmen die meisten Operateure daran Anstoß und wichen demselben dadurch aus,

Modifizierte Technik. daß sie den Sagittalschnitt in der vorderen Scheidenwand bis zum Querschnitt verlängerten, resp. unter Verzicht auf letzteren den Sagittalschnitt bis in das vordere Scheidengewölbe führten und von diesem aus nicht nur im Bereiche des Corpus, sondern auch im Bereiche des Collums seitliche Scheidenlappen bildeten; so konnte man nicht nur das Corpus, sondern auch das Collum vollständig mit Scheidenwand überkleiden. Wir wollen diese Art zu operieren, welche sich allerorten einbürgerte, so daß die Interposition fast ausschließlich in dieser Technik geübt wurde, im Gegensatz zu der oben beschriebenen Originaltechnik als modifizierte Technik bezeichnen.

Der topographische Situs nach der modifizierten Technik wird durch die Abbildungen 5, 6, 7, 8, 9 und 10 wiedergegeben: Hier ist der ganze Uteruskörper im entfalteten Spatium vesico-vaginale eingeschlossen und nicht der geringste Anteil desselben liegt gegen die Scheide bloß; der Uterus liegt vollständig extravaginal. Blase und Scheide sind auch im Bereiche des vorderen Scheidengewölbes voneinander getrennt, so daß das Interpositionsbett (Spatium vesico-vaginale) mit dem Cöliotomiekanal (Spatium vesico-uterinum) breit kommuniziert. Ihre Grenze ist angedeutet durch einen ringartigen, stark prominierenden, bindegeweblichen Wulst, welcher den Hals der interponierten Gebärmutter eng umschließt und deutlich sichtbar wird, wenn man dieselbe aus ihrem Bette herausnimmt. Dieser prominierende Wulst ist nichts anderes als die parametrane Blasenleiste, welche hier nicht nur von der Zervix, sondern auch vom Scheidengewölbe abgelöst ist.

Wie man sieht, entfällt bei der modifizierten Technik die intravaginale Einheilung des Collums und damit die Möglichkeit, den Scheidenschnitt um den Hals des eventrierten Uteruskörpers zu verengern. Und da das Interpositionsbett breit mit dem Cöliotomiekanal kommuniziert, so ist klar, daß eine Retraktion des Uteruskörpers im Bereiche der Möglichkeit liegt.

Wenn der Uteruskörper bei der modifizierten Technik trotzdem in seinem Bette im Spatium vesico-vaginale verbleibt, so ist dies darauf zurückzuführen, daß er nicht auf direktem Wege in dasselbe hineingebracht, sondern wie bei der Originaltechnik zunächst in die Scheide entwickelt und erst von dieser aus in dasselbe eingelagert wird. Infolgedessen braucht die Verbindung der parametranen Blasenleiste mit Zervix und vorderem Scheidengewölbe bei weitem nicht in dem Umfange gelöst zu werden, als wenn der Uteruskörper direkt in sein Bett eingebracht würde. Im Bereiche des vorderen Scheidengewölbes braucht die Scheidenwand von der Blase gerade nur soweit abgelöst zu werden, als zur Deckung des Collums notwendig ist. Und wenn dann der Uteruskörper in das Spatium vesico-vaginale eingelagert ist und die Scheidenlappen über ihm vollständig vereinigt sind, dann ist der Uterus gleichsam eingesperrt: Das Interpositionsbett verengert sich nach hinten oben halsartig und der Hals des Bettes wird gebildet durch die parametrane Blasenleiste und das vordere Scheidengewölbe. Die parametrane Blasenleiste legt sich um das Collum des interponierten Uterus wie eine bogenförmige Zwinge, welche ihn nach Vernähung der Scheidenlappen über der vorderen Fläche des Collums nicht mehr sich zurückziehen läßt (Abb. 5 und 10).

Trotzdem bietet die intravaginale Einheilung des Collums, wie sie bei der Originaltechnik zustande kommt, eine größere Sicherheit gegen die Retraktion des Uteruskörpers. In diesem Punkte ist die modifizierte Technik nicht so zuverlässig wie die Originaltechnik.

II. Verhältnis der Original- und der modifizierten Technik.

Man könnte die Frage aufwerfen, ob die beiden Verfahren, die hier als Original- und als modifizierte Technik der Interposition beschrieben worden sind, als zwei verschiedene Operationen aufzufassen seien, die nur eine große Ähnlichkeit miteinander besitzen. Wenn man bedenkt, daß die modifizierte Technik aus der Originaltechnik durch eine kleine Abänderung hervorgeht, welche in der Verlängerung des Sagittalschnittes bis zum Querschnitt besteht, so ist diese Frage, glaube ich, bereits beantwortet. Ob man die Interposition ausführt mit bloßer Aufnähung des Uteruskörpers auf die bloßgelegte Zystokele oder mit Überdeckung des Uterus durch die Scheidenlappen oder ob man schließlich auch das Collum, also den ganzen Uterus, mit Scheidenhaut bedeckt, immer handelt es sich um die nämliche Operation, d. i. die Durchführung der Idee, den Uteruskörper unter den nicht mobilisierten und daher sich nicht symphysenwärts retrahieren könnenden zystokelischen Blasengrund zu bringen, so daß er gegen diesen als Pelotte wirken muß. Der Unterschied ist nur, daß bei der Originaltechnik der Uterushals innerhalb der Scheide sich befindet, während er bei der modifizierten Technik ebenso wie der Uteruskörper extravaginal liegt. Das ist allerdings, wie oben gezeigt, ein wichtiger Unterschied, aber keineswegs von solcher Bedeutung, daß hierdurch das Wesen der Operation geändert würde. De facto ist auch die Eventualität der modifizierten Technik von mir schon in meiner Originalpublikation besprochen worden. Dort heißt es, daß man, um die Wundheilung abzukürzen, den Uteruskörper mit den Scheidenlappen überdecken könne, und in der Diskussion (Zentralbl. 1899, S. 1086) wurde auch die Eventualität der Bedeckung des Collums besprochen, wobei ich bemerkte, daß ich dieselbe wegen der Möglichkeit der Retraktion des Uterus lieber ablehnen möchte. Die Ventilierung derartiger Modifikationen ergibt sich ja naturgemäß. Fuchs ist im Unrecht, wenn er im Gegensatz zu seiner ersten Ansicht (Mon. 22, S. 645), daß von der wenigstens partiellen Bedeckung der vorderen Uteruswand bis zur völligen Vereinigung der Scheidenwundränder über dem eingelagerten Uterus nur ein so kleiner Schritt sei, daß man die modifizierte Operation kaum als eine Originalmethode bewerten dürfe, einige Jahre später (Gyn. Rundsch. 1909, S. 269) die Ansicht vertritt, daß das Unbekleidetbleiben des Collums bei der Originaltechnik denn doch einen wesentlichen Unterschied bedinge.

Aber auch in umgekehrter Entwicklung hat sich erwiesen, daß es sich hier um Modifikationen eines und desselben Verfahrens handelt. Bauß (Köln) berichtet aus der Klinik Füth (Mon. 33, S. 813), daß daselbst der ⊥-Schnitt, der dort angewendet wird, nachher nicht ganz zugenäht werde, sondern der untere Teil des Sagittalschnittes und der ganze Querschnitt offen bleibe, damit links und rechts vom Uterus eine Drainage des Uterusbettes angelegt werden könne. Auch Fleischmann (s. Löwit, Zentralbl. f. Gyn. 1911, S. 304) läßt den unteren Wundwinkel offen behufs Drainage des präzervikalen Raumes. Auch wir selbst haben sehr häufig die modifizierte Technik zur Originaltechnik zurückgenähert insofern, als wir zum Zwecke einer Drainage die Scheidenlappen über dem interponierten Uterus nicht vollständig vereinigten.

Noch evidenter wird, daß es sich bei beiden Techniken nur um Modifikationen einer und derselben Operation handelt, wenn wir weiter unten zeigen werden, wie dieselben in ungemein einfacher Weise miteinander kombiniert werden können. Man kann das Collum intravaginal einheilen, ohne daß der Uterus an irgendeiner Stelle von Scheidenhaut unbedeckt bleibt. (Siehe Kapitel IX.)

III. Verhältnis der Interposition zur Vaginofixation.

Daß die beschriebene Operation mehrfache Beziehungen zur Vaginofixation besitzt, ist unzweifelhaft. Nach beiden Operationen liegt der Uteruskörper in extremer Anteversion, zwischen Blase und Scheide, wodurch die Ähnlichkeit im anatomischen Präparat eine sehr große wird, und zwar namentlich bei der modifizierten Technik, da bei dieser der Uterus schließlich wie bei der Vaginofixation vollkommen extravaginal liegt. Und doch ist der Unterschied der beiden Operationen sowohl in der Ausführung als im anatomischen Bilde ein prinzipieller. Bei der Vaginofixation wird im Gegensatz zur Interposition der Blasengrund mobilisiert, und zwar um so ausgiebiger, je weiter vorne man den Uterusfundus festlegen will. Es gibt da alle Abstufungen: von jener Vaginofixation, wobei der Uterusfundus im vorderen Scheidengewölbe fixiert wird, bis zu jener, bei welcher der Uterusfundus unmittelbar hinter der Urethra fixiert wird. Am zielbewußtesten und am methodischesten hat Dührssen diese letzte Art von Vaginofixation ausgebildet: Er legt auf die Ermöglichung der Retraktion der Zystokele den allergrößten Wert und gibt genaue Vorschriften, wie weit zu diesem Zwecke die Blase aus ihren hinteren Verbindungen loszulösen ist. Er erwähnt ausdrücklich (Gyn. Rundsch. 1907, S. 58), daß „die weite Ablösung der

Harnblase bei Prolapsen durch die mächtige Entwicklung des Bindegewebes, welches
die Blase mit der Zervix und den Parametrien verbindet, erschwert sein kann. Dreiste
Scherenschnitte müßten hier zunächst die oft fingerdicken, über der Scheide gelegenen Verbindungen der Blase durchtrennen". Je ausgiebiger die Blase mobilisiert
werde, desto leichter werde sie sich gegen die Symphyse retrahieren. Bei der Interposition dagegen müssen diese Verbindungen möglichst geschont werden (Abb. 11)
und der Uteruskörper muß an seinen Platz unterhalb der nicht mobilisierten Blase
v i a   V a g i n a gebracht werden!

Entsprechend diesem grundlegenden Unterschied in der Durchführung der
Operation ist auch das anatomische Bild ein prinzipiell verschiedenes. Allerdings
kommt — wie eben erwähnt — auch bei der Vaginofixation der Uteruskörper, wenn
er bis zur Urethra hinabgezogen worden ist, zwischen Blase und vorderer Scheidenwand zu liegen, indem sich die Blase naturgemäß über den vaginofixierten Uterus
hinüberlegt. Hierdurch wird, wie erwähnt, die Ähnlichkeit auch im anatomischen
Präparate eine sehr große (siehe v. Franqué, Mon. 33, Heft 5, S. 576 und Taf. IV
bis V, Fig. 3). Aber nur bei flüchtiger Betrachtung. Bei der Interposition ist es
der Blasengrund mit dem Trigonum, welcher den Uterus überlagert, resp. vom Uteruskörper getragen wird, und die parametrane Blasenleiste reitet auf dem Collum, resp.
auf dem unteren Anteile des Uteruskörpers. Bei der Vaginofixation dagegen hat
sich der Blasengrund mit der parametranen Blasenleiste nach vorne zurückgezogen,
so daß letztere gleich hinter der Symphyse steht und der den Uterus überwallende
Teil der Blase gehört dem Blasenkörper, resp. dem Scheitel an. Das ist der wesentliche Unterschied zwischen den beiden Operationen, wie er sich im anatomischen
Präparate ausspricht. Wenn nach einer Interposition der Blasengrund mit der parametranen Blasenleiste vom Uteruskörper gegen die Symphyse abgleitet, so wird
aus dem Interpositionseffekt ein Vaginofixationseffekt. Sehr instruktiv ist diesbezüglich die Abb. 4 bei Liechtenstein (Arch. 88, S. 242, 1909, unsere Abb. 14):
Dort sieht man den Blasengrund nach einer Interposition abgerutscht. Was dort
als Blasendivertikel bezeichnet wird, ist die Zystokele mit der parametranen Blasenleiste. Liechtenstein betont sehr richtig, daß, wenn die Frau am Leben geblieben
wäre, mit großer Wahrscheinlichkeit ein hochgradiges Rezidiv eingetreten sein würde.

So prinzipiell ist der Unterschied zwischen Vaginofixation und Interposition,
daß es als großer Irrtum zu bezeichnen ist, anzunehmen, daß die Interposition aus
der Vaginofixation entstanden sei. Wie ich gleich in den ersten Worten meines Vor-
trages am 21. Februar 1899 erklärt habe, ist die Interposition so entstanden, daß mir
die Idee kam, den mittels vorderer vaginaler Cöliotomie eventrierten Uteruskörper als
Pelotte gegen die Zystokele zu verwenden, analog der von W. A. Freund erfundenen
Verwertung des in die Scheide geschlagenen Uteruskörpers zur Verschließung von
Defekten der Blase. Ja, ich möchte beinahe soweit gehen, zu sagen, daß die Interposition

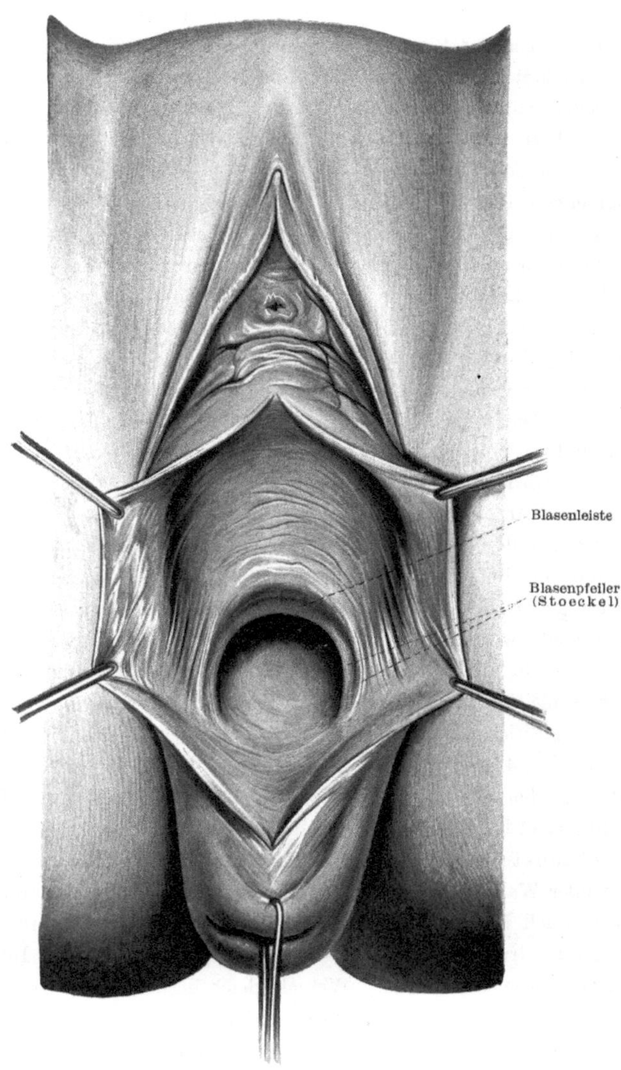

Abb. 11. Interposition. „Modifizierte Technik".
Die Blase wird nur in der Mitte vom Collum abgelöst, die seitlichen Verbindungen („Blasenpfeiler" Stoeckels) müssen geschont werden.

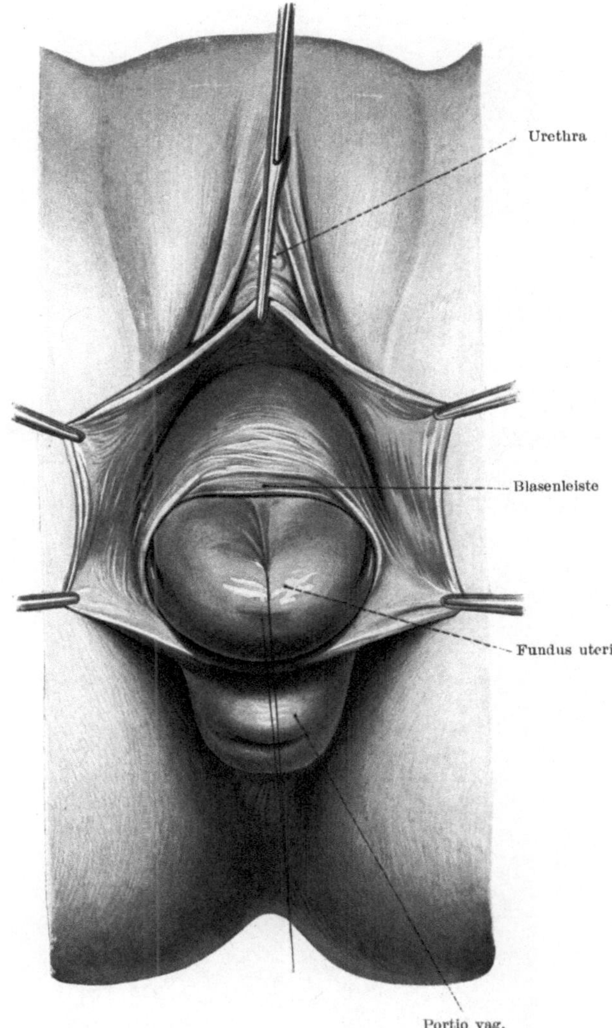

Abb. 12. Interposition. „Modifizierte Technik“.

Nach Eröffnung der Plica vesico-uterina wird der Uteruskörper mit dem Fundus voraus eingestellt und hervorgezogen, wobei sich die parametrane Blasenleiste um so mehr anspannt, je weniger die Blase vom Uterus abgelöst worden ist.

2*

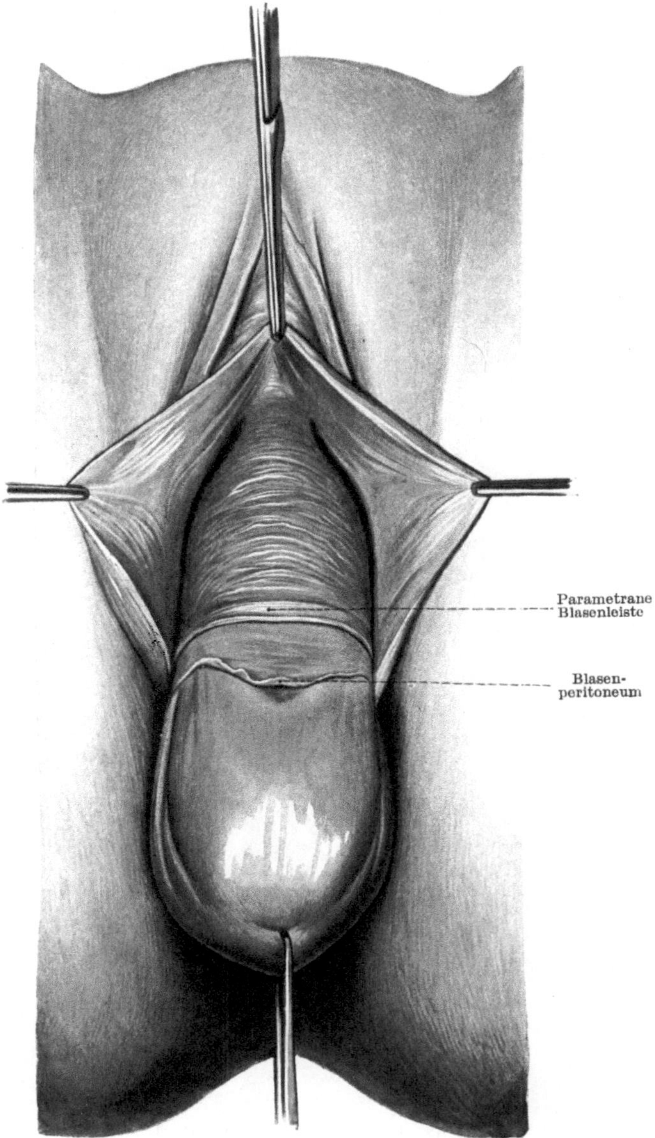

Abb. 13. Interposition. „Modifizierte Technik".

Nach Reposition der Portio vag. (siehe Abb. 12) gelingt die völlige Hervorziehung des Uteruskörpers. Die parametrane Blasenleiste umfaßt jetzt den Uterus resp. das Collum uteri, während das Blasenperitoneum als schlaffer,
dünner Lappen dem Uterus sich anlegt.

aus der Vaginofixation überhaupt nicht hervorgehen konnte. Nur aus einer Operation, bei der der Uteruskörper bei Schonung der rückwärtigen Verbindungen des Blasengrundes durch das vordere Scheidengewölbe in das Scheidenlumen gebracht wird, konnte der Gedanke und die Technik der Interposition hervorgehen. Bei der Vaginofixation aber werden die rückwärtigen Verbindungen des Blasengrundes durchtrennt, und zwar um so ausgiebiger, je mehr gegen die Urethra der Uteruskörper festgelegt wird.

Nur um die mannigfachen Beziehungen zwischen Vaginofixation und Interposition zum Ausdruck zu bringen, habe ich seinerzeit gemeint, man könnte die von

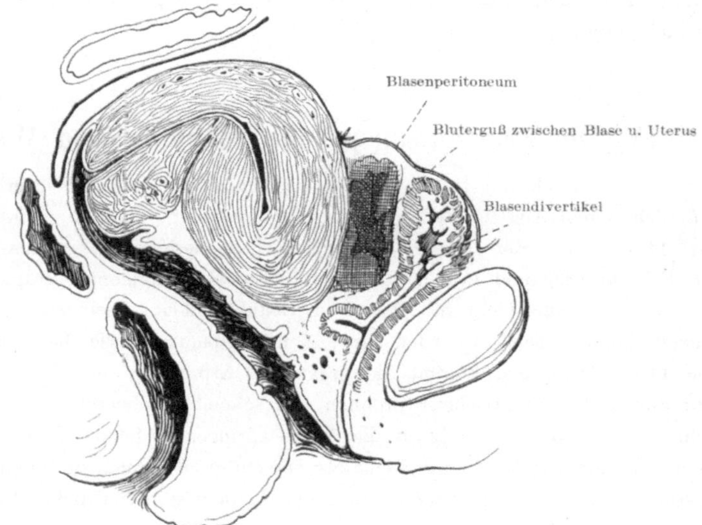

Abb. 14. Übergang des Interpositionseffektes in den Vaginofixationseffekt
(entnommen Liechtenstein, Arch. f. Gyn. Bd. 88. S. 242).

mir am 21. Februar 1899 veröffentlichte Operation als intravaginale Vaginofixation bezeichnen. Als Vaginofixation, da ja auch bei ihr der Uteruskörper mit der vorderen Scheidenwand vereinigt wird. Als intravaginale Vaginofixation, um zum Ausdruck zu bringen, daß der Uteruskörper im Gegensatze zur gewöhnlichen Vaginofixation an seinen Platz unter der nicht mobilisierten Blase **nur auf intravaginalem Wege** gebracht werden kann.

Die Bezeichnung war nicht glücklich, es war aber auch nur ein Vorschlag, mehr dazu dienend, um das Verhältnis zur Vaginofixation auszudrücken.

Die Operation ist dann unter dem Namen Interpositio vesico-vaginalis bekannt geworden. Ich glaube dieser Name stammt von Werth. Wenigstens habe ich auf dessen Klinik anläßlich des Gynäkologen-Kongresses zu Kiel auf den Kopftafeln zum erstenmal diese Bezeichnung gelesen. Auch dieser Name ist nicht treffend gewählt. Er geht von der Voraussetzung aus, daß das Wesen der Operation darin besteht, daß der Uterus zwischen Blase und Scheide eingelagert wird. In Wirklichkeit ist aber das Verhältnis zur Scheidenhaut nebensächlich. Ob man den Uterus mit Scheidenhaut bedeckt oder nicht, hat nur vom Standpunkt der rascheren Wundheilung Bedeutung (siehe oben). Das Wesen der Operation ist, daß der Uteruskörper einerseits den Blasengrund emporhebt und andererseits gerade durch ihn in seinem Situs über dem Hiatus genitalis fixiert wird. Der Name, den Kraatz (Zeitschr. 66, S. 488) anwendet, „Positio uteri subvesicalis", erscheint mir schon besser, wenn auch er nicht völlig befriedigen kann.

IV. Die Prioritätsansprüche Schauta's und Watkins'.

Das Vorstehende ist im großen und ganzen nur eine Wiederholung dessen, was ich schon vor 19 Jahren in meiner Originalpublikation, Zentralblatt 1899, Nr. 14 resp. in der Wiener gynäkologischen Gesellschaft in dem Vortrage am 21. Februar 1899 und in den sich anschließenden Diskussionen gesagt habe. Natürlich ist es damals nicht mit derselben Ausführlichkeit auseinander gesetzt worden. Zuerst kommt beim Erfinden einer neuen Operation wie bei jeder Erfindung die Idee. Dann erst kommt die praktische Erprobung und die theoretische Begründung. Die praktische Erprobung war schnell durchgeführt: Die Technik war sehr leicht und der Erfolg in die Augen springend. Schon die ersten paar Fälle genügten, um die Veröffentlichung als berechtigt erkennen zu lassen. Schwieriger gestaltete sich die theoretische Begründung, da die wissenschaftlichen Voraussetzungen zunächst noch fehlten. Die Untersuchungen von Tandler und Halban waren damals noch nicht erschienen, die Bedeutung des Beckenbodens noch nicht genügend geklärt. Hier war die Empirie der Theorie vorausgeeilt. Heute wissen wir recht genau, wie die Wirkung der Interposition zustande kommt. Damals aber mußte ich mich darauf beschränken, das Sinnfällige in der Wirkung der neuen Operation hervorzuheben. Wenn gewisse Unklarheiten vorhanden waren, so ist dies leicht begreiflich. Trotzdem ist schon damals von mir das Wesen jener Operation, die nachmals unter dem Namen der Interposition populär wurde, genügend scharf charakterisiert worden, um Verwechslungen und Mißverständnisse auszuschließen. Die Pelottenwirkung des mittels vorderer Coeliotomia vaginalis gestürzten Uteruskörpers gegen die nicht mobilisierte Blase, die Überantevertierung des Uterus und die dadurch bedingte Streckung des Scheidenrohres, die Bedeutung der intravaginalen Lagerung des Collums, die Möglichkeit, durch einfache Schnittverlängerung in der

Scheidenhaut die von mir empfohlene Technik in die modifizierte Technik zu überführen und der Unterschied gegenüber der Vaginofixation sind dort hervorgehoben. Endlich ist dort geschildert, bei welchem Anlasse mir die Idee zur Operation gekommen ist.

Man ist aber zunächst der Operation im allgemeinen mit wenig Verständnis entgegengekommen. Und zwar hat sich die irrtümliche Auffassung hauptsächlich in zweierlei Richtung geltend gemacht. Einerseits hat man die Operation mit der Vaginofixation verwechselt und andererseits hat man in derselben eine Modifikation der W. A. Freundschen Stöpseloperation erblicken wollen.

In den Bahnen des ersten Irrtums bewegten sich hauptsächlich die Wiener Fachgenossen. Erlach und Lott, die sich noch an dem nämlichen Abend zu meinem Vortrage äußerten (Zentralbl. 1899, S. 1085), behaupteten, sie könnten einen Unterschied zwischen der von mir vorgeschlagenen Operation und einer etwas energischer ausgeführten Vaginofixation nicht herausfinden und bestritten jegliche Priorität, indem sie erklärten, stets so vorgegangen zu sein. Beide Operationen seien dasselbe, nur hätten sie nicht den Ausdruck „plastische Verwertung des Uterus" angewendet.

Einen ähnlichen Irrtum beging Schauta, obwohl er erst vier Wochen später (Zentralbl. 1899, S. 1119, 1120) das Wort ergriff. Er pflichtete mir bei, daß es punkto Verhinderung des Zurückschlüpfens des Uterus viel sicherer sei, den Uterus definitiv aus der Bauchhöhle herauszuleiten, und berichtete, er sei „vor kurzer Zeit" in ähnlicher Weise vorgegangen, indem er bei Prolaps einen Längsschnitt an der vorderen Scheidenwand vom Harnröhrenwulst bis zur Portio machte, dann die Schnittränder unterminierte, also die Lappenspaltung vornahm, die Blase nach oben vom Uterus ablöste, das Peritoneum in querer Richtung eröffnete, den Uterus durch den Peritonealspalt herausleitete und das Peritoneum der Blase an die hintere Wand der Zervix annähte. Dadurch sei der Uterus zwischen Blase und Scheide interponiert und diese über der vorderen Wand des Uterus vollständig geschlossen worden. Auf diese Weise habe der Uterus die Blase auf seinen Rücken genommen und da er an der Scheidenwand angenäht sei, so werde ein Wiederentstehen der Zystokele verhindert.

Wenn Schauta mit dieser Schilderung die Interposition gemeint hätte, so wäre es die sogenannte modifizierte Technik derselben gewesen, welche er anwendete. Es muß aber betont werden, daß das Herausleiten des Uteruskörpers durch den Peritonealspalt und die extraperitoneale Lagerung des Uterus noch keineswegs die Interposition bedeuten. Der Umstand, daß Schauta angibt, daß bei seinem Vorgehen ein Wiederentstehen der Zystokele verhindert werde, da der Uterus an der Scheidenwand angenäht sei, spricht dafür, daß er sich damals nicht dessen bewußt war, in welcher Weise bei der Interposition die Sicherung des Uterus im Interpositionsbette gewährleistet wird. Gerade deshalb aber, weil bei seinem Vorgehen die intravaginale Einheilung des Collums ins Wasser fällt, hätte er darauf besonders eingehen müssen.

Es war aber gar nicht die Interposition, was Schauta damals beschrieb. Die im weiteren Verlaufe der Diskussion gemachte Bemerkung Schautas, daß im Gegensatz zu meiner Operation, bei welcher der Uterus durch eine vordere Scheidenperitoneallücke heraus- und dann von der Scheide aus wieder in das Spatium vesico-vaginale hineingeleitet werde, bei seiner Methode der Uterus überhaupt nicht in die Scheide geleitet werde, schließt jeglichen Zweifel aus. Das, was Schauta damals meinte und schilderte, war keine Interposition, sondern nur eine Art Vagino-fixation. Denn, um den Uterus so zwischen Blase und Scheide zu bringen, daß der Fundus unmittelbar hinter dem Orificium urethrae externum sich befindet, mußte er, da er den Uterus überhaupt nicht in die Scheide leitete, die Blase soweit von der Scheide ablösen, daß er das voluminöse Corpus zwischen Blase und Scheide direkt an seinen Platz bringen konnte. Das bedeutet eine weitgehende Mobilisierung der Blase, die zu entsprechender Retraktion derselben gegen die Symphyse führen muß. Bei der Interposition dagegen darf die Blase nicht mobilisiert wer-den, und man muß bei derselben, wie oben auseinandergesetzt wurde, den Uterus, um ihn an seinen Platz im Spatium vesico-vaginale zu bringen, zunächst in die Scheide leiten. Dies gilt für die modifizierte Technik ebenso wie für die Originaltechnik. Auch wenn man die Scheidenlappen bei der modifizierten Technik weit auseinanderzieht, gleichsam zum Empfange des durch die Cöliotomielücke zu entwickelnden Uterus (Abb. 12), gerät der Uteruskörper nolens volens in die Scheide. Schon in dem Momente, wo er mit Zangen erfaßt, herabgezogen und in der Cöliotomie-lücke zur Einstellung gebracht wird, muß er sich etwas in die Scheide drängen und in dem Maße, als er durch dieselbe hindurchtritt, verstärkt sich das; ja selbst, wenn man (Abb. 12 und Döderlein-Krönig, Oper. Gyn., 3. Aufl., Abb. 152) den Uteruskörper bei nicht reponierter Portio vaginalis, also bei nicht bestehendem Scheidenraum hervorzuholen trachtet (was bei hochgradigen Prolapsen mitunter mög-lich, aber keinesfalls zu empfehlen ist), drängt sich der Uteruskörper über das Niveau der Scheidenwand vor und somit in das, wenn ich so sagen darf, virtuelle Scheiden-lumen hinein. Nur wenn die Blase sehr ausgiebig sowohl vom Uterus als von der vorderen Scheidenwand abgelöst worden ist, gelingt es, den Uterus in einer solchen Richtung durch den Cöliotomiekanal zu ziehen, daß er direkt in das Spatium vesico-vaginale gebracht werden kann, ohne Benützung des Scheidenlumens. Dann aber handelt es sich nicht um eine Interposition, sondern um eine Vaginofixation im Sinne Dührssens. Und es wird sich also bei dieser Operation nach vollendeter Anheftung des Uterus an der vorderen Vaginalwand der Blasengrund fast ebenso stark gegen die Symphyse retra-hieren können wie nach der Vaginofixation Dührssens mit ihrer gewollten Lösung der rückwärtigen Fixationen der Blase. Wenn auch bei dem Vorgehen Schautas die parametrane Blasenleiste in einer Anzahl von Fällen zunächst noch auf dem Rücken des Uterus verbleiben dürfte, so ist doch die Gefahr sehr groß, daß sie nach kürzerer oder längerer Zeit von demselben nach vorne abrutscht, resp. der Uterusfundus nach Lockerung resp. Durchschneiden der den Uteruskörper mit der vorderen Scheidenwand vereinigenden Nähte sich unter derselben nach hinten oben retrahiert.

Man sollte glauben, daß mit jener Diskussion, die im Zentralbl. f. Gyn. 1899, S. 1119, 1120, 1121 veröffentlicht und jedermann zugänglich ist, der Sachverhalt vollkommen klargelegt war. Schauta hatte sich ganz einfach im Irrtum befunden, als er behauptete (Zentralbl. 1899, S. 1119), er habe die Interposition schon gemacht.

In der Tat ließ Schauta jahrelang in der Sache nichts mehr von sich hören, während von meiner Seite alles getan wurde, um die Operation zu prüfen, auszubauen und bekannt zu machen (siehe Wertheim, Münch. Naturf.-Vers. 1899, mit Diskussion von W. A. Freund und A. Martin, ferner Wertheim, Zentralbl. f. Gyn. 1901, Nr. 20 und Bucura, Zeitschr. 45, 1901). Im Jahre 1903 trat aber Schauta (Festschrift f. Chrobak, 2. Teil und Würzb. Gyn.-Kongr.) mit denselben Behauptungen, die ich schon im Jahre 1899 abgewiesen hatte, neuerdings auf, ja er verschärfte seinen Standpunkt noch, indem er im Widerspruch zu 1899, wo er sich auf die Behauptung beschränkt hatte, daß er in ähnlicher Weise vorgegangen sei, wie ich es vor ihm beschrieben hatte, die Behauptung aufstellte, daß sein damals beschriebenes Verfahren eine vollkommen selbständige Operation sei, und später hat Schauta diesen Anspruch in verschiedenen Publikationen (Gyn. Rundsch. 1907, Salzburg. Naturf.-Vers. 1909) immer stärker betont. Da ich in dem Atlas der vaginalen Bauchhöhlenoperationen (Wertheim und Micholitsch) die Interposition nur in der modifizierten Technik beschrieben habe, stellte Schauta auf der Salzburger Naturforscherversammlung (Verhandl. S. 167) die Sache so dar, als ob ich meine Operation verlassen und mich seiner Operation angeschlossen hätte. Schließlich ging er soweit, zu behaupten, daß ich an jener Operation, die als Interposition bekannt sei, überhaupt keinen Anteil hätte; wirklich interponiert zwischen Scheide und Blase werde der Uterus nur bei seiner Operation, bei meiner dagegen bleibe mindestens das Collum nackt, und ich selbst hätte meine Operation als intravaginale Vaginofixation bezeichnet und das Freibleiben der Zervix von jeglicher Bedeckung mit Vaginalwand für wesentlich erklärt (Salzburg. Naturf.-Vers., Verhandl. S. 167). Wiederholt (Gyn. Rundschau 1907, S. 147 und 332, Salzburg. Naturf.-Vers. 1909) tadelt Schauta an dem Lehrbuche der operativen Gynäkologie von Krönig und Döderlein die Konfundierung beider Operationen, obwohl dieselben doch wesentlich verschieden seien, und er verlangt eine strenge Scheidung. Und 1913 (in einer Besprechung von E. Martins „Der Haftapparat", Wien. klin. Wochenschr. 1913, S. 24) sagt Schauta, daß es eine

Interposition nach Schauta oder Wertheim nicht gebe, sondern nur eine Interposition nach Schauta und eine intravaginale Fixation nach Wertheim. Es seien zwei zu demselben Zwecke ersonnene, aber doch grundverschiedene Operationen. Demnach nimmt Schauta die Interposition für sich in Anspruch.

Die Bemühungen Schautas waren wenigstens stellenweise von Erfolg begleitet. Während ursprünglich niemand den geringsten Zweifel hatte, daß die nachmals unter dem Namen der Interposition populär gewordene Operation von mir angegeben worden sei, was auch in der damaligen Literatur (siehe W. A. Freund, Münch. Naturf.-Vers. 1899, Döderlein-Krönig: Oper. Gyn., 1. Aufl., Fuchs, Mon. 22) zum Ausdrucke kommt, trat späterhin infolge des Auftretens Schautas ein Schwanken der öffentlichen Meinung ein. Vielleicht um die Sachlage nicht untersuchen, vielleicht auch um nicht Partei ergreifen zu müssen, half man sich in der Weise, daß man die Operation als Wertheim-Schautasche bezeichnete, und heute wird vielen Ortes mein Verdienst an der Interposition tatsächlich ignoriert, ja es gibt bereits Stimmen, die sich dahin äußern, daß Schauta ein Unrecht geschehen und es sozusagen höchste Zeit sei, dieses Unrecht gut zu machen.

Ich habe bisher zu den seit 1903 von Schauta immer wieder erhobenen Ansprüchen geschwiegen. Nicht nur, daß ich vermeiden wollte, gegen meinen ehemaligen Lehrer und Chef zu polemisieren, rechnete ich sicher darauf, daß sich endlich jemand (z. B. die Herausgeber neuer Operationslehrbücher) der Mühe unterziehen werde, die Angelegenheit zu prüfen; nur drei Seiten Studium (Zentralblatt 1899, S. 369, 1085 und 1119) wäre hierzu nötig gewesen. Nun sind aber viele Jahre verflossen, ohne daß sich diese Erwartung erfüllt hätte. Im Gegenteil verwischt sich der Tatbestand immer mehr. So ist es endlich an der Zeit für mich, selbst das Wort zu ergreifen; schließlich gibt niemand stillschweigend seine Ideen preis, und da mich die Darlegung der in den letzten Jahren an meiner Klinik eingeführten Änderungen in dem operativen Vorgehen bei Prolapsen ohnehin nötigt, auf die Entwicklung der Interposition zurückzukommen, so ergreife ich diese Gelegenheit, in den diesbezüglichen Differenzen zwischen Schauta und mir Ordnung zu schaffen.

Ich verweise also zunächst auf die eben ausführlich besprochene Diskussion des Jahres 1899 und betone nochmals, daß sich aus derselben ergibt, daß das, was Schauta 1899 diskussionsweise vier Wochen nach meinem Vortrage beschrieb, keine Interposition, sondern eine Vaginofixation war. Es kann keinem Zweifel unterliegen, daß Schauta das Wesen der von mir geschilderten Operation mißverstanden hatte.

Schauta scheint aber noch viel später diesbezüglich im Irrtum befangen gewesen zu sein. Er wiederholt 1903 (Festschr. f. Chrobak, II.) die Behauptung, daß bei seiner Operation der Uterus überhaupt nicht in die Scheide geleitet werde. In den späteren Publikationen Schautas findet sich diese Behauptung allerdings nicht wieder, wohl aber finden sich andere diesbezügliche Bemerkungen. So ist Schauta bezüglich der Sicherung des eventrierten Uteruskörpers im Interpositionsbette im Irrtum. Ursprünglich hatte Schauta dieselbe in der Annähung des Uterus an der vorderen Scheidenwand erblickt, und die Anheftung des Peritoneums an der hinteren Zervixfläche hatte er ausschließlich zum Zwecke des peritonealen Abschlusses empfohlen. Später änderte er diesbezüglich seine Ansicht, indem er die Anheftung des Peritoneums als wichtig für die Fixierung des Uterus erklärte (Gyn. Rundsch. 1907, S. 149 und 331 und Salzburg. Naturf.-Vers. 1909, Verhandl. S. 168). Von der Bedeutung der Blase für die Fixation des Uterus bei der modifizierten Technik ist bei Schauta sogar 1909 noch nirgends die Rede. Weder die den Uterus mit der vorderen Scheidenwand vereinigenden Nähte noch die Anheftung des Peritoneums an der hinteren Zervixwand garantieren das dauernde Verbleiben des Uterus im Interpositionsbett. Erstere schneiden ja leicht durch die brüchige Uterussubstanz durch und die Anheftung des leicht zerreißlichen und dehnbaren Blasenperitoneums an der hinteren Zervixfläche involviert keineswegs das Nichtabrutschen der parametranen Blasenleiste vom Uterus. In dieser Beziehung sind Liechtensteins Beobachtungen (Arch. 88, S. 245) treffend. Er konstatiert an seinen Präparaten, wie lange sich die rückwärts angeheftete Blasenserosa auszieht. Obwohl dieselbe soweit hinten aufgenäht wurde, als man mit der Nadel vordringen konnte, reicht die Blase selbst nicht weit nach hinten; das liege offenbar daran, daß die Blasenserosa durch das „Federn" des Uterus ausgedehnt werde und so die Blase über dem Uterus nach vorne gleite. Auch andere Autoren haben sich über die Wirkungslosigkeit der peritonealen Anheftung in bezug auf die Verhinderung des Zurückschlüpfens des Uterus ausgesprochen, z. B. v. Franqué, Watkins, A. Martin.

Die Art der Schautaschen Operation kennzeichnet sich auch durch die Worte Schautas, daß dieselbe im wesentlichen darin bestehe, daß der Uterus „nach Ablösung der Blase in dem Raume zwischen Scheide vorne, Blase oben und Peritoneum hinten" eingelagert werde. Bei richtig ausgeführter Interposition aber — gleichviel ob Originaltechnik oder modifizierte Technik — hat das Peritoneum gar nichts mit der Begrenzung des Interpositionsbettes zu tun.

Nicht einmal als H. W. Freund (Prakt. Erg. I, S. 149) der Interposition vorwirft, daß bei ihr die Blase völlig vom Uterus getrennt werde, nimmt Schauta die Gelegenheit wahr, über die Bedeutung der Blase für die Sicherung der Lage des interponierten Uterus zu sprechen, sondern er reagiert darauf nur mit der Bemerkung (Salzburg. Naturf.-Vers. 1909, Verhandl. S. 170), daß dies ein rein theoretisches Bedenken sei.

Daß Schauta die von mir am 21. Februar 1899 vorgetragene Operation nicht richtig verstanden hatte, geht auch aus seiner Fig. 3 in der Chrobakschen Festschrift hervor, welche meine Operation so darstellt, als ob auch bei ihr eine ebenso starke

Blasenablösung zustande komme als bei seiner Operation. Die Verhältnisse sind daselbst so dargestellt, als ob die Blase nicht nur vom Collum, sondern auch von der vorderen Scheidenwand abgelöst wäre und sich symphysenwärts zurückgezogen hätte.

Aus allen diesen Tatsachen ergibt sich, daß Schauta sich über das Wesen der von mir am 21. Februar 1899 beschriebenen Operation nicht nur im Jahre 1899, sondern auch noch lange Zeit danach nicht im klaren war. So erklärt sich seine schwankende Stellung zu derselben: während er im Jahre 1899 gemeint hatte, er sei vor kurzem in ähnlicher Weise wie ich vorgegangen, behauptete er einige Jahre später, es handle sich um eine grundverschiedene, vollkommen selbständige Operation. Es kann keinem Zweifel unterliegen, daß seine im Jahre 1899 erwähnte Operation mit meiner Operation nicht mehr Ähnlichkeit hatte als eine Vaginofixation, und daß Dührssen daher im Recht ist, wenn er in seiner Polemik mit Schauta (Gyn. Rundsch. 1907) den Standpunkt vertritt, daß das, was Schauta als selbständige Operation hinstelle, nichts anderes sei, als seine Vaginofixation, die er schon vor vielen Jahren publiziert habe, nur mit dem Unterschiede, daß Schauta das Peritoneum hinten am Zervix anhefte.

Was endlich die Behauptung Schautas betrifft, daß ich das Freibleiben der Zervix von jeglicher Bedeckung für wesentlich halte, so habe ich das Freibleiben der Zervix niemals für wesentlich erklärt. Aus dem, was ich 1899 in der Diskussion (Zentralbl. 1899, S. 1086 und 1120) sagte, geht vielmehr hervor, daß ich allerdings auf die intravaginale Einheilung des Collums Wert lege, das Nacktbleiben desselben aber für einen nicht vermeidbaren Übelstand hielt.

Das Gesamtfazit dieser Untersuchung der Ansprüche Schautas können wir in folgender Weise zusammenfassen: Gesetzt den Fall, Schauta habe damals im Jahre 1899 wirklich die Interposition beschreiben wollen und es handle sich nur um mangelhafte Präzision in seiner Beschreibung, so hat er doch absolut keinen Anspruch auf Priorität. Er ist dann eben zu spät gekommen und könnte lediglich den Anspruch machen, die sogenannte modifizierte Technik der von mir bereits publizierten Interposition vorgeschlagen zu haben. Ich habe aber aus seinen eigenen Worten bewiesen, daß das, was Schauta damals beschrieb, keine Interposition war, höchstens eine schlecht ausgeführte Interposition, bei welcher infolge zu geringer Schonung der rückwärtigen Fixationen der Blase statt des Interpositionseffektes ein Vaginofixationseffekt resultierte. Das extraperitoneale Lagern des Uteruskörpers bedeutet noch lange nicht das, was die Interposition ausmacht.

Die Interposition ist auch von anderen bezüglich des durch sie herzustellenden Verhältnisses zwischen Uterus und Blase nicht richtig verstanden worden. Stoeckel

(Arch. f. Gyn. Bd. 91 und Zeitschr. Bd. 71), Bröse (Zeitschr. 66, S. 410) und Clauß (Zentralbl. 1914, S. 1410) verlangen, daß die Blase möglichst gründlich vom Uterus abgelöst und die „Blasenpfeiler" zu dem Behufe durchtrennt werden, damit sie sich retrahieren könne, resp. damit einer Divertikelbildung vorgebeugt werde. Die Blasenpfeiler Stoeckels sind aber nichts anderes als die parametrane Blasenleiste. Durchtrennt man dieselben, so wird aus der Interposition eine Vaginofixation. Die tunlichste Schonung der Blasenpfeiler gehört zum Wesen der Interposition (Abb. 12).

Nur einige Wenige haben die Wichtigkeit der Schonung der rückwärtigen Fixationen der Blase richtig erkannt. Fuchs (Mon. 22, 1905) sagt S. 648, es gelte, Maß zu halten bei der Ablösung der Blase; man dürfe die letztere weder aus ihren oberen seitlichen Verbindungen lockern, noch auch in der Mitte vom Bauchfelle der Plica vesico-uterina weiter ablösen, als es die Herausleitung des Uterus erfordere. Dann müsse der Uterus unter der Blase liegen bleiben. Und Kraatz (Zeitschr. 66, S. 477), welchem ich meine Fälle aus der Bettina-Stiftung zur Bearbeitung überließ, sagte, die Blase werde von der Zervix und nach den Seiten hin nur soweit abgeschoben, bis die Plica geöffnet und der Uteruskörper vorluxiert werden könne, so daß die Blase den Uterushals bogenförmig umspanne und damit ein Zurückschlüpfen des Uterus verhindere. Besonders wichtig erscheine aber, keine so ausgedehnte Ablösung der Blase von den Parametrien vorzunehmen, wie dies besonders Dührssen (Zentralblatt 1901, S. 29) und Pfannenstiel (Verhandl. d. deutsch. Ges. f. Gyn. 1903) vorgeschlagen hätten, denn hierdurch gehe das fixatorische Moment verloren.

Was Th. J. Watkins betrifft, so hat er erst relativ spät die Bedeutung der rückwärtigen Fixationen der Blase für die Interposition erkannt. Erst 1912 (Amer. Journ. of Obst. and Dis. of Wom. and Childr., Febr.) verlangt er, daß im Gegensatze zu Stoeckel die seitlichen Blasenpfeiler erhalten bleiben, und erst 1906 (Surg., Gyn. and Obst. 1906, S. 667) war er soweit gekommen, die Festlegung des Uterusfundus knapp hinter der Urethra zu fordern. Es scheint, daß seine ersten Operationen, über welche er 1899 (Amer. Gyn. and Obst. Journ., Nov. 1899) berichtete, noch gar keine richtigen Interpositionen waren, denn er gibt später selbst zu (Surg., Gyn. and Obst. 1906, S. 667), daß er damals den eventrierten Uteruskörper nicht genügend weit unter die Zystokele leitete, und daß daher das, was er damals machte, mehr den Charakter einer Vaginofixation gehabt habe.

Bei dieser Aufrichtigkeit in der Darstellung ist es unverständlich, daß Watkins die Priorität der Interposition für sich reklamiert. Gesetzt aber, es hätte sich in seinem ersten Berichte um wirkliche Interpositionen gehandelt, bei denen also der Uterus unter die nicht mobilisierte Blase behufs Ausübung einer Pelottenwirkung gebracht wurde, so möge Watkins doch bedenken, daß seine erste Publikation erst sieben Monate nach der meinigen erschienen ist. Wenn auch absolut nicht angezweifelt werden soll, daß er die erste der daselbst berichteten Operationen schon im Jahre 1898 gemacht hat, so kann für die Entscheidung über Priorität doch immer nur der Zeitpunkt der ersten Veröffentlichung maßgebend sein.

V. Verhältnis der Interposition zur W. A. Freundschen Stöpseloperation.

Die andere Richtung, in der die von mir am 21. Februar 1899 angegebene und nachmals unter dem Namen der Interposition bekannt gewordene Operation vielfach mißverstanden wurde, besteht darin, daß man — entgegen meiner ausdrücklichen und wiederholten Erklärung, daß mir die Idee zu dieser Operation aus der W. A. Freundschen Fisteloperation gekommen sei — die Entstehung der Interposition immer wieder so darstellte, als ob ich dieselbe aus der Stöpseloperation W. A. Freunds abgeleitet hätte, und zwar einfach durch Weglassung der Vereinigung des eventrierten Uteruskörpers mit der hinteren Scheidenwand. H. Freund, wahrscheinlich im Glauben, ein Unrecht an dem Genius W. A. Freunds verhindern zu müssen, verstieg sich seinerzeit soweit, mir direkt zu bestreiten (Zentralbl. 1901, S. 451), daß mir die Idee zur Interposition aus der W. A. Freundschen Fisteloperation gekommen sei und scheint der Ansicht gewesen zu sein, daß ich die W. A. Freundsche Prolapsoperation (Zentralbl. f. Gyn. 1896, S. 1009), welche darin besteht, den in die Vagina eventrierten Uteruskörper als Stöpsel derselben mit ihrer vorderen und hinteren Wand zur Verwachsung zu bringen, ignorieren wolle.

Ich gebe zu, daß diese irrtümliche Auffassung H. Freunds u. A. wahrscheinlich vermieden worden wäre, wenn ich gleich in meiner Originalpublikation über die Interposition das Verhältnis derselben zur W. A. Freundschen Stöpseloperation eingehend klargelegt hätte. Aber die Beziehungen dieser beiden Operationen bestehen wirklich nur darin, daß bei beiden der in die Vagina eventrierte Uteruskörper zur Heilung des Prolapses verwendet wird. Und daß wir das Prinzip der plastischen Verwertung des in die Vagina eventrierten Uteruskörpers dem Genius W. A. Freunds verdanken, ist von mir ausdrücklich hervorgehoben. Diejenigen, welche der Ansicht sind, die Interposition sei aus der W. A. Freundschen Stöpseloperation einfach durch Weglassung der Anheilung des eventrierten Uterus an die hintere Scheidenwand hervorgegangen, übersehen resp. unterschätzen den Umstand, daß bei der Interposition der Uteruskörper mittels vorderer Cöliotomie eventriert wird, während bei der W. A. Freundschen Stöpseloperation die Eventrierung durch hintere Cöliotomie erfolgt[1]). Das bedeutet aber eine neue Anwendung des W. A. Freundschen Prinzips

---

[1]) Auch in dieser Beziehung ist die Darstellung Schautas irrig (s. Fig. 2 in Chrobaks Festschrift 1903). Schauta stellt die W. A. Freundsche Stöpseloperation so dar, als ob bei ihr der Uterus mittels

der plastischen Verwertung des in die Vaginae ventrierten Uteruskörpers. Denn während die W. A. Freundsche Stöpseloperation nach den Worten H. Freunds (Arch. 107) darauf hinausläuft, „mit Hilfe eines lebenden, plastisch verwertbaren, umfänglichen Einschaltungsstückes dem Andrängen der sich senkenden Eingeweide ein dauerndes Hindernis in den Weg zu stellen", beruht das Wesen der Interposition in folgendem: Der aus der Bauchhöhle in die Vagina gestürzte und vorgezogene Uteruskörper legt sich, indem er sich naturgemäß zurückzuziehen strebt, je nachdem er durch den vorderen oder durch den hinteren Fornix hervorgeholt wurde, innig an die Blase oder an das Rektum an, hiermit das Scheidenlumen selbst dann freigebend, wenn er nicht speziell in das Spatium vesico-vaginale resp. in das Spatium recto-vaginale hineingedrückt wird. Will man den Uterus zur Heilung eines Douglasbruches oder einer Rektokele oder zur Ausfüllung eines Mastdarmscheidenrisses verwerten, muß man ihn demgemäß durch das hintere Scheidengewölbe eventrieren; will man ihn für die Beseitigung einer Zystokele verwenden, durch das vordere. Das eine ergibt sich gleichzeitig mit dem anderen, und ich habe gleich im Anschlusse an meinen Originalvortrag 1899 erwähnt, daß ich in einem Falle von großem Prolaps der hinteren Scheidenwand mit Dammdefekt den Uteruskörper durch den hinteren Fornix stürzte, wobei ich das Bild gebrauchte, die so operierte Frau sitze gleichsam auf ihrem Fundus uteri. Dadurch, daß der vorne herausgeholte Uteruskörper sich auch dann zu retrahieren trachtet, wenn er nicht besonders in das Spatium vesico-vaginale versenkt wird, wird er zum Träger der Zystokele, indem er sich nach Art einer Pelotte in den bloßgelegten zystokelischen Blasengrund und in die parametrane Blasenleiste hineinlegt, dieselbe emporhebend. Durch die schon in meinem Originalvortrage erwähnte Überdeckung des gegen die Zystokele angenähten Uteruskörpers mittels der Scheidenlappen wird natürlich die Pelottenwirkung begünstigt.

Also erst dadurch, daß zu der von W. A. Freund festgestellten fundamentalen Tatsache der plastischen Verwertbarkeit des in die Scheide eventrierten Uterus die Erkenntnis kam, daß der eventrierte Uterus, sich selbst überlassen, die Tendenz hat, sich an jene Scheidenwand anzulegen, durch welche er hervorgeholt wurde, und dieselbe mit sich emporzuheben, ist die Interposition (sowohl die vordere als die hintere) entstanden. So genial und fruchtbringend die Idee W. A. Freunds ist, den in die Vagina eventrierten Uteruskörper plastisch zu verwerten, die zirkuläre, resp. vordere und hintere, stöpselartige Einheilung desselben in die Scheide zur Heilung von Prolapsen ist ein relativ plumpes Verfahren, durch welches das Spiel der verschiedenen, bei der Interposition so glücklich zusammenwirkenden Kräfte unmöglich gemacht

---

vorderer Cöliotomie gestürzt würde, während erst ich es war, der die Stürzung durch die vordere Cöliotomie angegeben hat. — Bröse stellt die geschichtliche Entwicklung der Interposition so dar (Zeitschr. 66, S. 409), als ob Fritsch derjenige gewesen wäre, der als Ersatz zum Zwecke operativer Prolapsheilung den Uterus durch das vordere Scheidengewölbe herabgeholt hätte.

wird. Bei der Stöpseloperation ist von einer speziellen Absicht, auf die Zystokele nach Art einer Pelotte einzuwirken, keine Rede, es handelt sich dabei in der Hauptsache um nichts anderes als um eine allerdings ausgezeichnete Methode, die Vagina zu obturieren, und umgekehrt ist bei der Interposition keine Rede von einer Verstöpselung der Scheide, ja es ist einer der großen Vorzüge derselben vor der Stöpseloperation, daß die Kohabitationsfähigkeit erhalten bleibt und daß die Uterusabscheidungen auf natürlichem Wege abfließen können.

Die wesentliche Verschiedenheit der Stöpseloperation und der Pelottenoperation (wie man die Interposition wohl auch mit Recht nennen könnte) ergibt sich auch aus dem ganz verschiedenen topographisch anatomischen Situs des Uteruskörpers: Während derselbe bei der Stöpseloperation durch den Hiatus genitalis hindurchragt, liegt derselbe bei der Interposition den Rändern der Levatoröffnung und den Resten des Diaphragma urogenitale von oben auf, indem die Blase resp. die parametrane Blasenleiste ihm nicht gestattet, sich weiter zu retrahieren. Die weitverbreitete Vorstellung, daß der interponierte Uteruskörper durch die ihn bedeckende vordere Scheidenwand gestützt werde (z. B. Schwabe, Mon. 54, 6, 474), ist ganz irrig. Eher ist das Gegenteil der Fall: nämlich die vordere Scheidenwand wird vom interponierten und sich retrahieren wollenden, aber sich nicht retrahieren könnenden Uteruskörper getragen.

Also die Idee W. A. Freunds, den Uterus in die Vagina zu eventrieren, um ihn plastisch zu verwerten, ist die Mutteridee. Aus ihr hat W. A. Freund die Stöpseloperation abgeleitet, ich dagegen die Interposition (resp. Pelottenoperation). Die Pelottenoperation ist nicht aus der Stöpseloperation hervorgegangen, vielmehr sind diese beiden Operationen Schwesteroperationen, entstanden aus der gemeinsamen Mutteridee. Womit sich nur die von W. A. Freund am Schlusse seiner Abhandlung „Eine neue Operation zur Schließung gewisser Harnfisteln beim Weibe" (Volkmanns Samml. klin. Vortr. N. F. 1895, Nr. 118) ausgesprochene Erwartung erfüllt hat, daß es bei einigem Nachdenken nicht schwer fallen werde, weitere operative Konsequenzen aus der Erfahrung über die Verwendbarkeit des Uterus zu plastischen Zwecken zu ziehen.

Es bedeutet ein mangelhaftes Erkennen der Wirkung der Interposition, wenn der durch sie hergestellte Situs des Uteruskörpers so dargestellt wird, wie der Situs des Uterus nach der Stöpseloperation, nur mit dem Unterschiede, daß die den eventrierten Uteruskörper an die hintere Scheidenwand fixierenden Nähte weggelassen werden. Diesen Fehler begeht vor allem Schauta, welcher (Festschr. f. Chrobak II, Fig. 3) meine Operation so darstellt, als ob nach derselben der Fundus uteri allseits frei in die Scheide rage. So selbstverständlich ist es, daß der durch die vordere Cöliotomie eventrierte Uteruskörper infolge seiner Retraktionsbestrebungen den zystokelischen Blasengrund, in den er sich wie in eine Tasche hineinlegt, emporhebt, daß diese Wirkung auch dann sich einstellt und sich einstellen muß, wenn man den eventrierten Uteruskörper nicht mit den Lappen der vorderen Scheidenwand eindeckt, sondern ihn einfach auf das bloßgelegte Spatium vesico-vaginale aufnäht (siehe Bucura, Zeitschr. 47, Fig. 2). Ja wir verfügen über einen Fall aus der allerersten Zeit der Interposition, in welchem der auf die Zystokele aufgenähte Uteruskörper infolge mangelhafter Wundheilung sich von demselben zunächst gelöst hatte, so daß man 14 Tage post operationem mit dem eingeführten Finger das in der Scheide liegende Corpus umkreisen konnte. Einige Monate später war der Befund ein tadelloser: Der Uteruskörper hatte sich so stark in das Spatium vesico-vaginale hineingelegt, als ob er von Haus aus in dasselbe versenkt worden wäre und sich nie von demselben gelöst gehabt hätte.

Denselben Fehler weist auch die Abbildung auf, welche in der operativen Gynäkologie von Döderlein-Krönig (3. Aufl. Fig. 143, S. 278) enthalten ist. Nach der Natur ist diese Zeichnung kaum gemacht. Wahrscheinlich handelt es sich um ein aus der Vorstellung konstruiertes Situsbild, höchstens um ein nach einer Kadaveroperation gewonnenes Bild. An der Leiche machen sich natürlich die postoperativen Retraktionsbestrebungen des eventrierten Uterus nicht in dem Maße geltend wie an der Lebenden, und daher kann sich auch nach einer Leichenoperation nicht jener Situs des Uterus entwickeln, wie er nach der Operation an der Lebenden resultiert.

Wie man sieht, ist die Interposition wirklich nur von einigen Wenigen richtig verstanden und ausgeführt worden. Daher erklären sich die vielen Mißerfolge und Unzufriedenheiten und daher erklärt sich auch, daß Schauta mit seinen irrtümlichen und in keiner Weise berechtigten Ansprüchen soviel Entgegenkommen finden konnte. Wieweit dieses Entgegenkommen ging, sollen einige Belege dartun. So bezeichnet z. B. A. Martin in einer Besprechung der operativen Gynäkologie von Döderlein-Krönig 3. Aufl. (Mon. 36, S. 628) meine Operation als eine Modifikation der Schautaschen Interposition und meint, es sei von den Autoren der Döderlein-Krönigschen operativen Gynäkologie sehr verdienstlich, daß ein fast zwei Lustren fortgeschleppter Irrtum endlich klargestellt worden sei. Fuchs, welcher, wie oben schon ausgeführt, in seiner ersten Publikation (Mon. 22, S. 645) sich dahin geäußert hatte, daß von der wenigstens partiellen Bedeckung der vorderen Uteruswand bis zur völligen Vereinigung der Scheidenwundränder über dem eingelagerten Uterus nur ein so kleiner Schritt sei, daß man die modifizierte Operation kaum als eine Originalmethode bewerten dürfe, änderte später seinen Standpunkt vollkommen und behauptete (Gyn. Rundsch. 1909, S. 269), daß Schauta seinen Operationsplan schon 1899 und unabhängig von mir entworfen habe, wie er entgegen seiner früheren Annahme ausdrücklich hervorheben möchte. Ganz besondere Erwähnung verdient die historische Darstellung von H. Feyerabend in einer unlängst (Mon. 43, S. 527, Juni 1916) erschienenen Arbeit aus der Klinik Küstner. Es heißt dort, Schauta habe neue Wege gewiesen, welche die bisher üblichen schweren, zum Teil verstümmelnden Eingriffe umgehen und gleichzeitig die denkbar günstigsten Aussichten auf guten Erfolg in sich trügen. Das Verdienst, Freunds Idee in glücklichster Weise verwertet zu haben, komme Schauta zu. Die Schautasche Operation, die eigentliche Interposition, erspare den Frauen den großen Eingriff einer Totalexstirpation und erscheine auch insofern als ideal, als sie sowohl der Zystokele, als der Retroversion, als auch der Schlaffheit des Dammes in vollem Maße Rechnung trage. Der größte Vorteil, der gleichzeitig auch der ganzen Operation das Charakteristische und von sämtlichen anderen Methoden Abweichende verleihe und der auch die anderen, noch zu erwähnenden Vorzüge in sich trüge, sei die extraperitoneale Lagerung des Uterus, durch welche er dem intraabdominalen Druck entzogen sei. Dazu komme, daß er durch die innige Vereinigung mit der vorderen Vaginalwand fest fixiert sei, und zwar in einer Stellung, die ihm auch sämtliche andere Methoden zu geben bestrebt seien, nämlich in der Anteversion, nur mit dem Unterschiede, daß es hier in der vollkommensten und extremsten Weise geschehe. Diese extremste Anteversion habe zur Folge, daß die Portio vaginalis mächtig nach hinten oben gezogen werde und ihrerseits die hintere Scheidenwand spanne. Eine gründliche Therapie sei ferner für die Zystokele geschaffen. Die Blase, deren Verhalten nach anderen Operationen meist die guten Resultate verderbe, werde bei der Interposition vom Uterus dauernd am Heruntertreten gehindert, sie werde sozusagen von ihm auf dem Rücken getragen. Der unter der vorderen Vaginalwand liegende Uterus habe auch eine scheidenverengernde Wirkung, wobei die Kohabitationsmöglichkeit erhalten sei. Bedenke man noch, daß der Fundus uteri dem Hiatus genitalis wie ein Deckel aufsitze und einem Durchtreten der Organe den Weg verlege, so könne man mit Recht die Interposition als eine viel versprechende Operation bezeichnen. — Mein Verdienst an der Sache wird von H. Feyerabend mit der Bemerkung abgetan, der Hauptvorteil der Wertheimschen Operation vor der eigentlichen Vaginofixation sei die viel zuverlässigere Fixierung des Uterus[1]). Was H. Feyerabend hier zugunsten der Interposition sagt, ist recht schön, aber man wird es begreifen, wenn ich das alles für mich in Anspruch nehme.

VI. Der postoperative Verlauf nach der Interposition.

Die Erfahrungen, die wir im Laufe der Jahre seit 1899 mit der Interposition gemacht haben, sind nun in der Tat geeignet, die Inferiorität der modifizierten Technik gegenüber der Originaltechnik zu erweisen. Nicht nur daß bei der ersteren die von

---

[1]) H. Feyerabend (S. 531) spricht noch eine andere Operation von mir Schauta zu, nämlich die vaginale Fixation der Ligamenta rotunda. Diese Operation ist von mir zum erstenmal beschrieben worden im Zentralbl. f. Gyn. 1896, Nr. 2 und 10 und die Idee zu dieser Operation habe ich zuerst gehabt.

mir vorausgesagte Retraktionsgefahr faktisch vorhanden ist, was sich in den weniger günstigen Dauerresultaten ausspricht, auch der postoperative Verlauf ist nach der modifizierten Technik häufiger gestört.

Was den letzteren betrifft, so kommen nach der Interposition außer häufiger, aber wohl immer folgenlos vorübergehender Erschwerung der Blasenentleerung hauptsächlich Eiterungen im Interpositionsbett und Nachblutungen in demselben in Betracht.

1. Die Störungen der Urinentleerung sind derartig, daß nur $^1/_4$ der Operierten vor dem vierten Tage, nur die Hälfte vor dem siebenten Tage, die andere Hälfte der Operierten erst noch später spontan uriniert. Ja manche Operierte urinierten zum ersten Male spontan erst beim Aufstehen (am 9. bis 20. Tage post operationem). Dabei war die Urinentleerung nicht immer eine vollständige (Residualharn) und dementsprechend eine erhöhte Disposition zur Entstehung von Zystitis. Bei entsprechender Aufmerksamkeit ist eine solche leicht zu vermeiden. Wer die Sorgen für die Blase nach der erweiterten abdominalen Karzinomoperation kennt, für den sind die Blasensorgen nach der Interposition eine Kleinigkeit. Störungen
der Harn-
entleerung.

Das häufige Unvermögen spontaner Harnentleerung nach der Interposition kann nicht wundernehmen, wenn man bedenkt, daß der interponierte Uteruskörper den Blasengrund stark emporhebt. Das so entstehende charakteristische zystoskopische Bild hat Stoeckel in seinem Zystoskopieatlas (2. Aufl., S. 254) treffend beschrieben. Er betont, daß bei der Interposition der flache Blasenboden samt Trigonum gehoben wird, wodurch sich die seitlichen Rezessus erheblich vertiefen, während bei der Vaginofixation nur die Trigonummitte buckelartig eingedrückt werde.

Die beschriebene Einwirkung auf die Urinentleerung hat uns des öfteren veranlaßt, die Interposition in Fällen zur Anwendung zu bringen, wo es sich nicht um Prolapse gehandelt hat, sondern nur um Erschlaffungszustände, die zur Incontinentia urinae geführt hatten (61, 244, 345, 346). Die damit erzielten Erfolge waren immer schlagend, so daß wir auf die anderen hierzu empfohlenen Maßnahmen, wie Paraffineinspritzungen rings um die Harnröhre, Kolporrhaphien, Torsion der Urethra etc. mit ihren unsicheren und oft nur ganz vorübergehenden Erfolgen nach und nach verzichtet haben.

Von seiten der Ureteren haben wir bei der Interposition keine Störungen gesehen. Von vornherein wären solche nicht als unmöglich zu bezeichnen. Bei jedem großen Prolapse sind die Ureteren stark in die Länge gezogen (siehe Ureterenatlas von Tandler und Halban, Taf. XXVII) und bei der Reposition muß eine Art Schleifenbildung eintreten. Hierzu kommt, daß, wenn der interponierte Uterus sehr streng in seinem Bette sitzt, man sich wohl vorstellen könnte, daß hierdurch ein Druck auf die Endstücke der Ureteren zustande kommt, der sich ev. in einer Kompression derselben äußern könnte. Wir haben aber in einer großen Zahl von Fällen nach der

Operation mittels Zystoskop die Ureterenfunktion kontrolliert und niemals Störungen konstatieren können. (Zu diesen Untersuchungen eignet sich ganz besonders die chromozystoskopische Betrachtung der Ureterenaktion, während die Katheterisierung sich weniger eignet, da der Katheter — auch bei vollständig normaler Funktion der Ureteren — in der durch die Operation zustande gekommenen Schleife stecken bleiben kann. Die Chromozystoskopie läßt sofort ein Urteil über die Stärke der Ureterenaktion zu und hat überdies den Vorteil, das Auffinden der Ureterenmündungen, welche infolge der schon von Stöckel betonten, nicht immer medianen Lage des interponierten Uterus häufig ganz asymmetrisch liegen, wobei die mehr lateral gelegene ganz in der Tiefe des Rezessus sich befinden kann, sehr zu erleichtern.)

Strangu-
lations-
blutungen. 2. In bezug auf die Nachblutungen im Interpositionsbette seien drei bemerkenswerte Fälle mitgeteilt:

I. Pokorny, 38jähr. Mod. Technik. Schon intra op. schwillt der eventrierte Uteruskörper an, wird groß und verfärbt sich blau. Aus allen Verletzungen des Uteruskörpers (Kugelzangen) blutet es stark. Infolge der Anschwellung des Uteruskörpers reichen die Scheidenlappen, ohne daß sie reseziert worden wären, zur vollständigen Bedeckung desselben nicht aus. Trotz fester Tamponade Nachblutung. Die wiederholte Tamponade wird jedesmal von neuem durchblutet. Fünf Stunden post op. wird Pat. wieder auf den Operationstisch gebracht und das Interpositionsbett eröffnet und revidiert. Bestimmte blutende Stellen, d. i. blutende Gefäße sind nicht zu entdecken; es blutet vielmehr aus allen Verletzungen des Uterus, die während der Operation gesetzt worden waren. Die beiderseitigen Mesosalpingen und die uterinen Tubenstümpfe (es war beiderseits Tubenresektion gemacht worden) sind blutig infarziert. Daher supravaginale Amputation des Uteruskörpers nach Entfernung der Ovarien und Tubenstümpfe und Interponierung des Uterusstumpfes (natürlich mit Resektion der jetzt viel zu großen Scheidenlappen). Weiterer Verlauf günstig.

II. Luksch. Interposition mit Tubenresektion. Mod. T. In diesem Falle war neben dem interponierten Uterus in das Interpositionsbett ein drainierender Jodoformgazestreifen eingeführt worden. Beim Entfernen desselben nach 24 Stunden heftige Blutung. Wiederholte Tamponade der Scheide vergeblich. Endlich wie im vorigen Falle supravaginale Amputation des Uterus und Interponierung des Uterusstumpfes. Hierbei erweist sich der Uterus hochgradig geschwollen, blutig infarziert und enorm zerreißlich. Die Wandungen des Interpositionsbettes erweisen sich wie im vorhergehenden Falle als vollkommen bluttrocken.

Auch andere Operateure haben bei der Interposition Nachblutungen erlebt. Marcus berichtet (Inaug.-Diss. Heidelberg 1912) über einen durch Nachblutung verursachten Todesfall, Löwit berichtet aus der Fleischmannschen Anstalt (Zentralblatt f. Gyn. 1911, S. 306) über einen Fall, in welchem am Tage nach der Interposition wegen anhaltender Nachblutung die Uterusexstirpation ausgeführt wurde. Löwit hebt hervor, daß die Frau unmittelbar vor der Menstruation stand.

Die Komplikation der Nachblutung aus dem Interpositionsbette steht mit der Interposition in engstem kausalem Zusammenhange. Es handelt sich in diesen Fällen um eine hochgradige venöse Stase sowohl im Uteruskörper als in den mit dem Uteruskörper durch den Cöliotomiekanal hindurch eventrierten Teilen der Adnexa und Ligamenta lata. Diese venöse Stase ist zurückzuführen auf eine Art Schnürung, welche die eventrierten Organe durch die ringartig prominierende Blasenleiste erfahren und welche zu einer Kompression der Venenplexus und weiterhin zur venösen Stauung in den außerhalb der Cöliotomielücke befindlichen Teilen führt. An dem Präparate, welches in den Abbildungen 9 und 10 zur Darstellung gelangte, kann man sehr gut die Schnürfurche an den Adnexen und am Ligamentum latum konstatieren. Nicht selten macht sich diese venöse Stase schon während des Operierens bemerkbar: Der Uterus schwillt an, verfärbt sich dunkelblau und es blutet aus den Kugelzangenverletzungen, die beim Herausentwickeln gesetzt wurden, und aus allen Nadelstichen ungemein stark. Dabei sieht man, wie sich die Venenplexus in den Ligamenta lata strotzend mit Blut füllen. Je kleiner die Cöliotomielücke ist, desto eher sind derartige Zirkulationsstörungen möglich. Genau genommen treten solche bei jeder Interposition auf, aber fast immer nur in geringem Grade. Wohl blutet es aus den oberflächlichen Verletzungen etwas stärker, aber schon die Eindeckung des eventrierten Uteruskörpers mit den Scheidenlappen wirkt komprimierend, und falls noch ein Blutsickern zu konstatieren sein sollte (Hervorquellen des Blutes zwischen den beiden in der Mitte vereinigten Scheidenlappen), dann führt feste Tamponade der Scheide mit eventuellem Gegendruck durch einen auf den Unterbauch gelegten Sandsack zum vollständigen Stehen der Blutung. —

Sehr unangenehm machte sich die Interpositionsstauung im Uteruskörper im dritten Falle geltend, in welchem es sich um Komplikation des Prolapses mit Gravidität handelte (Nr. 88 der Tabellen). Der bei der Operation mittels Corpusschnitt ausgeräumte Uterus mußte fünf Stunden post op. wegen auch durch Kompression nicht zu stillender Nachblutung exstirpiert werden. Seither hüten wir uns natürlich, bei Komplikation mit Gravidität die Interposition auszuführen. Wir würden in einem ähnlichen Falle zweizeitig vorgehen, d. h. erst nach erfolgter Involution des Uterus zur Interposition schreiten. Auch während der Menstruation soll man die Interposition lieber nicht ausführen.

Gewöhnlich gehen diese Zirkulationsstörungen im interponierten Uteruskörper, wenn sie nicht zu Nachblutungen führen, ohne weitere Folgen vorüber. In seltenen Fällen können sie aber Ernährungsstörungen hervorrufen, welche zu partieller oder totaler Nekrose des Uteruskörpers führen. Döderlein hat einen solchen Fall beschrieben (Döderlein-Krönig, Oper. Gyn. 3. Aufl., S. 286), in welchem von dem völlig gangränös gewordenen, interponierten Uteruskörper eine tödliche Sepsis ausgegangen war. Auch in unseren Tabellen findet sich ein Fall (Nr. 216), in welchem bei vollständig fieberfreiem Verlauf binnen 20 Tagen das nekrotisch gewordene Corpus uteri stückweise zur Abstoßung kam; den Schluß bildete ein kirschengroßes Myom, welches durch die klaffende vordere Scheidenwand als gestielte nekrotische Masse aus dem Interpositionsbette heraushing. Der Fall ging in Heilung aus. Einen dritten solchen Fall hat Moraller (Zeitschr. f. Geb. u. Gyn. 72, S. 506) beschrieben: am 17. Tage post op. ließ sich durch leichten Zug der ganze Uterus entfernen. Daß in meinem Falle und in dem Morallers die beiderseitigen Adnexa (in meinem Falle wegen zystischer Ovarialtumoren, im Falle Morallers wegen entzündlicher Veränderungen) exstirpiert worden waren, wobei natürlich die spermatikalen Gefäße ligiert und durchtrennt wurden, ist höchstwahrscheinlich für das Zustandekommen der Nekrose von Bedeutung. Es wäre interessant zu wissen, ob vielleicht auch im Falle Döderleins die Adnexe entfernt worden waren.

Bett-
eiterungen. 3. In bezug auf die dritte Komplikation, die Eiterungen im Interpositionsbette, seien vorerst fünf Fälle mitgeteilt.

I. Pivetz, 48jähr., operiert 3. März 1903. Mod. T. Riesenprolaps mit doppeltfaustgroßem, myomatösem Uterus.

Da der Uterus für das Interpositionsbett zu groß ist, wird er nach Abbindung der Adnexa und Umstechung beider Uterinae über dem inneren Muttermund amputiert und der Stumpf interponiert. Vereiterung des Interpositionsbettes, nach acht Tagen entleert sich nach Einschieben eines Fingers durch die leicht auseinanderweichende und etwas belegte Nahtlinie in der vorderen Scheidenwand ca. $^1/_2$ Liter stinkender Eiter. Vier Wochen post op. geheilt entlassen mit vorzüglichem Endbefund.

II. Fochta, 43jähr., operiert 21. Febr. 1908. Mod. T. Sehr großer Prolaps mit starker Elongation und hochgradiger Erschlaffung des Beckenbodens.

Bei der Operation wird die stark hypertrophische Portio vaginalis ausgiebig amputiert. Verlauf fieberhaft, 14 Tage post op. werden Resistenzen in beiden Seiten des Unterbauches konstatiert, der Finger dringt vom Sagittalschnitt in der vorderen Scheidenwand in das Interpositionsbett ein und eröffnet beiderseits vom interponierten Uteruskörper Eiterretentionen. Danach Ausheilung. Dauererfolg vorzüglich. Uterus in extremer Anteversion.

III. Kauka, 42jähr., Mod. T. Vereiterung des Interpositionsbettes mit partieller Nekrose der den Uterus bedeckenden Scheidenlappen, so daß ein Teil des Uteruskörpers vorübergehend bloßliegt. Nach entsprechender Behandlung vollständige Ausheilung: Patientin mit extrem antevertiertem Uterus geheilt entlassen.

IV. Nitterl, 36jähr., operiert 12. Dez. 1910, Mod. T. Am Tage post op. Blutabgang, daher Tamponierung der Vagina. 11 Tage post op. übelriechender Fluor.

Nahtlinie in der vorderen Vaginalwand belegt, ihre Ränder nekrotisierend und dehiszierend. Wiederholtes Tuschieren bringt Heilung mit tadellosem Endeffekt.

V. Gisch. Riesenprolaps bei 0 para. Betteiterung sehr lange dauernd. Nach drei Monaten Rezidiv.

Daß gelegentlich Eiterungen im Interpositionsbett vorkommen, kann nicht wundernehmen. Allerdings füllt der interponierte Uteruskörper das Interpositionsbett im allgemeinen vollständig aus. Immerhin gibt es Fälle, wo das Interpositionsbett sehr groß ist und nach der Einlagerung des Uteruskörpers Nischen und Buchten verbleiben, in welchen es zur Sammlung und Retention von Blut und Wundsekret kommen kann. Besonders wo der Uteruskörper vor seiner Einlagerung reseziert wurde oder wo wegen Myomtumoren die Enukleation derselben, resp. die supravaginale Amputation des Uteruskörpers vorgenommen wurde, dürften nach der Interposition größere Nischen und Buchten vorhanden sein, und da es in solchen Fällen trotz sorgfältigster Blutstillung infolge der Stauung so gut wie immer zu einem Nachsickern von Blut in das Interpositionsbett kommt, sind dieselben zur Eiterbildung im Interpositionsbett besonders disponiert. Wir legen mit Rücksicht darauf in solchen Fällen von vornherein eine Drainage des Interpositionsbettes an, resp. schließen dasselbe nicht vollständig. Auch bei der Eileiterresektion muß sorgfältige Blutstillung beobachtet werden. Jedenfalls muß man, wenn nach der Interposition Fieber und Schmerzhaftigkeit im Operationsgebiet, sowie Resistenzen im Unterbauch auftreten, an die Möglichkeit einer Eiterung im Interpositionsbett denken und die Untersuchung darauf richten. Meist wird schon die Beschaffenheit der Scheidennaht Aufklärung geben. Dieselbe pflegt in solchen Fällen die prima intentio vermissen zu lassen, ist mißfärbig und belegt, ev. nekrotisierend oder auch deshiszierend. Beim Eindringen durch dieselbe mit einem stumpfen Instrument oder mit dem Finger bricht man innerhalb des Interpositionsbettes in den Abszeß ein, falls ein solcher vorhanden ist und es wird sich der angesammelte Eiter entleeren. Die weitere Behandlung wird in erster Linie eine vorzeitige Schließung des Interpositionsbettes zu verhindern haben. Der mechanische Effekt der Interposition pflegt unter solchen Eiterungen im Interpositionsbett nicht zu leiden.

Die Komplikationen der Stauungsblutung und der Eiterung im Interpositionsbett können natürlich auch bei der Originaltechnik vorkommen, denn auch hier kommt es zur venösen Stase im Corpus uteri und auch hier kann eine Infektion des Interpositionsbettes eintreten. Aber de facto haben wir bisher bei der Originaltechnik nur geringe Andeutungen dieser Komplikationen erlebt. Die oben angeführten Fälle von Nachblutung und Eiterung im Interpositionsbette fallen insgesamt der modifizierten Technik zur Last. Bezüglich der Stauungsblutung aus dem eventrierten Uteruskörper mag dies ja Zufall sein, obwohl auch hier möglicherweise ein Kausalnexus mit der modifizierten Technik besteht. Denn da bei der modifizierten Technik die nachträgliche Verengerung der Scheidenlücke entfällt, muß man bei ihr speziell darauf bedacht sein, die parametrane Blasenleiste möglichst wenig abzulösen. Bei der Originaltechnik dagegen kann man diesbezüglich soweit gehen, als es technisch mit Rücksicht auf die Uteringefäße und die Ureteren ratsam ist.

Was aber die Eiterungen betrifft, so ist es zweifellos, daß die modifizierte Technik ungünstigere Verhältnisse schafft als die Originaltechnik, denn das bei ihr erzeugte Interpositionsbett ist viel geräumiger und buchtenreicher, wodurch mehr Gelegenheit zur Ansammlung von Blut und Wundsekret gegeben ist. Gerade zu beiden Seiten der Zervix, wo bei der Originaltechnik die Blase mit der vorderen Scheidenwand in intaktem Zusammenhang bleibt, entstehen bei der modifizierten Technik Rezessus, in deren Tiefe es aus dem Gebiete der Uteringefäße leicht zu Blutungen kommen kann.

In unserem Material ist es weder aus den Stauungsblutungen noch aus den Eiterungen im Interpositionsbett zu einem Exitus gekommen. Unsere Operationsmortalität ist überhaupt eine außerordentlich geringe, man kann sagen gleich Null. Die wenigen Todesfälle sind teils interkurrent, teils haben sie sich zu einer Zeit ereignet, wo die Operation noch eine Neuheit war und wir die Gegenanzeigen gegen dieselbe noch nicht kannten. Von 470 Interpositionen (Januar 1899 — Frühjahr 1913) sind insgesamt vier gestorben. In zwei von diesen vier Fällen handelte es sich um Komplikation des Prolapses mit Adnexeiterungen und schwersten Verwachsungen (in dem einen Falle mußte sogar nach vollzogener Interposition die Laparotomie ausgeführt werden, um die von unten her unlöslich eingewachsenen Adnextumoren herauszubekommen). Der Eitererguß bei der Operation, sowie überhaupt die noch andauernde subakute Perimetritis hätte das Aufgeben der Interposition, nach welcher ja der Uterus das kleine Becken nach unten abschließt und somit eine wirksame Drainage direkt ausschließt, und das Mitexstirpieren des Uterus erfordert. Aber wir haben damals — es war im ersten Jahre der Interposition — diese Kontraindikation noch nicht richtig erkannt gehabt. Damit soll natürlich nicht gesagt sein, daß das Vorhandensein von Adnextumoren in jedem Falle die Interposition kontraindiziert. In unserem Materiale finden sich mehrfach Fälle mit vollständig glattem Verlauf, wo Pyosalpingen exstirpiert wurden. Aber es hat sich da um chronisch gewordene Prozesse gehandelt. Im dritten Todesfalle handelte es sich um eine Kombination von Prolaps und Blasenscheidenfistel mit Atresie der Urethra. In einer ersten Sitzung wurde die Blasenfistel geschlossen und die Urethra in wegsame Verbindung mit der Blase gebracht, vier Wochen später die Interposition ausgeführt. Patientin erlag 10 Wochen nach dieser zweiten Operation einer Lungenembolie. Im vierten Falle trat der Exitus 22 Tage post op. ein, laut Autopsie an Tbc. pulmonum, Degeneratio cordis, Hirnödem und submeningealen Blutungen.

Operationsmortalität.

Unsere Operationsresultate sind um so bemerkenswerter, als wir nicht selten Komplikationen der Prolapse vor uns hatten. Myome, Verwachsungen, Adnexeiterungen, Eierstockneoplasmen kamen relativ häufig vor.

Die Interposition bei Komplikationen.

Um Myome braucht man sich bei der Interposition nur dann nicht zu kümmern, wenn sie so klein sind, daß sie die gehörige Versenkung des Uteruskörpers in das Interpositionsbett nicht hindern; nur muß man die Kastration ausführen, falls das Klimakterium noch nicht erreicht ist. Der post operationem sich vergrößernde myomatöse Uteruskörper würde, falls er sich nicht retrahieren könnte, dieselben Druck- und Einklemmungserscheinungen hervorrufen, wie ein schwangerer interponierter Uterus.

In allen anderen Fällen muß gleichzeitig mit der Interposition die entsprechende Myomoperation gemacht werden. Selbstverständlich kommt hierfür niemals die totale Exstirpation des Uterus in Betracht, sondern entweder die Enukleation, wobei man auch vor einer Vielheit von auszuschälenden Knollen nicht zurückzuschrecken braucht, da einerseits der Uteruskörper extraperitoneal zu liegen kommt, andererseits das Interpositionsbett, in welches das durch die multiplen Enukleationen schwer verwundete Corpus uteri eingelagert wird, bequem drainiert werden kann, oder die Resektion des Uteruskörpers, resp. die supravaginale Amputation desselben mit Interponierung des Uterusstumpfes. Bei allen derartigen Operationen muß man, weil wegen der mit der Interposition einhergehenden venösen Stase Nachblutungen leichter vorkommen als sonst, 1. eine besonders sorgfältige Blutstillung machen und 2. eine Drainage des Interpositionsbettes anlegen.

Perimetritische Verwachsungen erschweren manchmal die Ausführung der Interposition, indem sie das Eventrieren des Uteruskörpers und die richtige Lagerung desselben hindern können. Durch die Durchtrennung desselben bekommt der Uterus erst die für die Interposition nötige freie Beweglichkeit.

Adnexeitersäcke müssen unbedingt entfernt werden. Die bei der Interposition des Uteruskörpers kaum vermeidbare mechanische Insultierung und Beunruhigung derselben bringt die Gefahr des Wiederaufflackerns des Prozesses mit sich. Drainage des Cavum peritoneale ist nur ein unsicheres Ventil für derartige Eventualitäten. Übrigens würde eine Drainage des Cavum peritoneale nur so zu machen sein, daß man vom hinteren Scheidengewölbe den Douglas eigens eröffnet. Sehr wirksam würde überdies auch diese Drainage vom Douglas aus nicht sein, da der interponierte Uteruskörper den Beckenboden resp. den Hiatus genitalis gleichsam blockiert. — Akute und subakute Entzündung der Adnexa oder des Perimetriums kontraindizieren die Interposition überhaupt.

Alle diese Operationen lassen sich für jeden, der die vaginale Technik überhaupt beherrscht, gelegentlich der Interposition ausführen. Es wird wohl nur selten vorkommen, daß man mit diesen Komplikationen gelegentlich der Interposition nicht fertig werden kann, sondern die Laparotomie hinzufügen muß. Im allgemeinen gelingen dieselben wegen der Dehnbarkeit der Gewebe und der Weite des Zuganges beim Prolaps überraschend leicht. Es gelten hier natürlich dieselben Technizismen wie beim vaginalen Operieren überhaupt.

Nehmen wir alle unsere Fälle von Interpositio vesico-vaginalis zusammen — sowohl die 470 Fälle vor dem Beginn unserer Tabellen, als die 412 in den Tabellen enthaltenen, i. e. in Summa 882 Fälle —, so hatten wir unter denselben 27 Myomoperationen auszuführen, und zwar sechsmal die supravaginale Amputation und 21 mal die Enukleation, resp. die Resektion; darunter zwei Todesfälle (157, 221), die beide nach supravaginaler Amputation eintraten, und zwar infolge Embolie der Arteria pulmonalis. — In sechs Fällen wurden gelegentlich der Interposition Eierstockkystome entfernt, in einem weiteren Falle eine schwangere Tube, in neun Fällen Adnexeitersäcke, in fünf Fällen entzündliche Adnextumoren ohne Eiter, in einem Falle die tuberkulös veränderten Adnexe.

Einer besonderen Erwähnung bedarf das Bestehen einer Schwangerschaft in dem zu interponierenden Uterus. Dasselbe ist eine absolute Kontraindikation gegen die Ausführung der Interposition. Die Schwangerschaft müßte unbedingt vorher unterbrochen werden, denn, wenn die Schwangerschaft in dem interponierten Uterus weiterginge, käme es, wie später noch ausgeführt werden wird (siehe Kapitel Interposition und Schwangerschaft) zu schweren Wachstumsstörungen des Uterus. Käme es aber nach Ausführung der Interposition zum Abortus, so wäre derselbe (siehe wiederum Kapitel Interposition und Schwangerschaft) viel schwerer zu behandeln, wegen der schwierigen Zugänglichkeit des Muttermundes. Kann es also keinem Zweifel unterliegen, daß eine bestehende Schwangerschaft vor Ausführung der Interposition unterbrochen werden muß, so muß des weiteren gefordert werden, daß nach der Unterbrechung der Schwangerschaft erst die puerperale Involution des Uterus abgewartet werde, bevor die Interposition gemacht wird. In unserem S. 38 schon erwähnten Falle 88 wurde die Interposition in derselben Sitzung mit der Entleerung des graviden Uterus (V. mens.) ausgeführt. Es trat aus dem Corpusschnitt, welcher behufs Ausräumung des Cavum uteri angelegt worden war, trotz sorgfältiger Naht eine schwere Nachblutung (ex strangulatione) in das Interpositionsbett ein, so daß einige Stunden post operationem wegen der Gefahr der Verblutung der Uterus exstirpiert werden mußte.

Andere Operateure haben im Gegensatz zu uns über eine relativ große Mortalität und häufige Störungen des postoperativen Verlaufs berichtet. An der Klinik Küstner (Feyerabend, Mon. 43, S. 542) gab es 7,5⁰/₀ Mortalität, an der Klinik Menge (Neu, Mon. 33, S. 503 und Marcus, Inaug.-Diss. Heidelberg 1912) 7,1⁰/₀ (Todesursache in zwei Fällen Peritonitis, in einem Falle Blutung in das Beckenbindegewebe mit retroperitonealer Fortsetzung), bei Schauta 6,5⁰/₀ (89 : 5), und zwar in zwei Fällen allgemeine Peritonitis. Döderlein (Oper. Gyn. Döderlein-Krönig, 3. Aufl., S. 289) spricht davon, daß „die Zahl der septischen Todesfälle nach der Interpositio uteri gegenüber der Vaginofixation hoch sei“, Pankow (Mon. 31) erwähnt häufige Exsudatbildung.

Alle diese Autoren haben sich der modifizierten Technik bedient und es liegt nahe, mit Rücksicht auf das oben Gesagte und an unserem eigenen Material in Erfahrung Gebrachte einen Kausalnexus anzunehmen. Auch ist zu bedenken, daß bei der modifizierten Technik das Interpositionsbett mit dem Cöliotomiekanal breit kommuniziert (siehe oben) und daher Betteiterungen sich gewiß leichter auf das parametrane Bindegewebe und auf das Peritoneum ausbreiten können als bei der Originaltechnik, wo Interpositionsbett und Cöliotomiekanal vollständig getrennt bleiben. So dürften sich die häufigen Exsudatbildungen, Peritonitiden und septischen Todesfälle der Autoren erklären lassen.

Noch deutlicher wird die Inferiorität der modifizierten Technik bei Betrachtung der Dauererfolge. Bucura (Zeitschr. 45, Heft 3) hat seinerzeit unter 16 Fällen von Originaltechnik aus meiner Klinik nur ein einziges Rezidiv konstatiert. Und eine spätere Nachforschung, die ich anstellen ließ, ergab auf 43 Fälle von Originaltechnik nur drei Rezidive (Tower, Pollak, Schrenzel), i. e. 6,9 %. Dauerfolge der Interposition und Rezidivmechanismen.

Nachdem wir aber die modifizierte Technik statt der Originaltechnik aufgenommen hatten, verschlechterten sich die Dauerresultate wesentlich. Kraatz (Zeitschrift 66, S. 486) stellte danach 12,5 % Rezidive fest; und da er die Fälle von Originaltechnik nicht absonderte, so stellt sich das Rezidivprozent bei der modifizierten Technik allein noch etwas höher.

Damit steht im Einklang, daß wir bei der modifizierten Technik einen Rezidivmechanismus beobachten konnten, welcher bei der Originaltechnik niemals vorkam und auch nicht vorkommen kann. Während die Rezidiven bei der Originaltechnik insgesamt so beschaffen waren, daß der neuerdings prolabierende Uterus die Blase auf seinem Rücken behalten hatte, wobei der Fundus uteri annähernd an der Symphyse verblieb und gleichsam den Drehpunkt für das Corpus bildete, beobachteten wir bei der modifizierten Technik außer diesem Rezidivmechanismus noch einen anderen, bei welchem sich die Blase gegen die Symphyse zurückgezogen und so den Uteruskörper freigegeben hatte, welcher sich nach Lockerung, resp. Durchschneiden der ihn mit der vorderen Scheidenwand vereinigenden Nähte wieder retrovertierte. Die Retraktion der Blase gegen die Symphyse wird ermöglicht durch die stärkere Mobilisierung der Blase bei der modifizierten Technik. Nur wenn man den Uteruskörper bei der Ausführung der modifizierten Interposition in das Scheidenlumen zieht und erst von hier aus in das Spatium vesico-vaginale versenkt, läßt sich die Mobilisierung der Blase in solchen Grenzen halten, daß hierdurch nicht das Wesen der Operation in Frage gestellt wird. Dieser Rezidivmechanismus ist bei der

Originaltechnik ausgeschlossen. Bei letzterer muß der Uteruskörper die Blase auf seinem Rücken behalten, weil die Blase sich nicht gegen die Symphyse retrahieren kann.

Beide diese Rezidivmechanismen beginnen in gleicher Weise, nämlich mit der Abknickung des Collums vom interponierten Corpus. Die Stellung des Collums wird nur bei jenen Prolapsen durch die Interposition beeinflußt, in denen dasselbe gleichsam eine starre, nicht abbiegbare Verlängerung des Corpus darstellt. Da wird das Collum infolge der Interposition direkt nach hinten gerichtet sein. Das sind die Fälle, in denen der mechanische Effekt der Interposition ein vollkommen zufriedenstellender ist. Es gibt aber Prolapse, bei denen sich das Collum sofort nach der Interposition, resp. schon während derselben mehr weniger stark vom Corpus abknickt, so daß es in der Richtung der Scheidenachse zu liegen kommt und mit der Portio vaginalis gegen den Introitus vaginae gerichtet ist. Und sobald post operationem die Bauchpresse wieder stärker betätigt wird, merkt man, wie das Collum hierdurch tiefer getrieben wird. Hierbei zerrt es an dem hinteren Ende des interponierten Corpus. Steckt dasselbe nicht tief genug, etwa nur mit dem Fundus, in dem Interpositionsbette, dann kann es infolge dieser immer wiederkehrenden Zerrungen aus dem Interpositionsbette herausgehebelt werden. Dann ist jener Rezidivmechanismus vollendet, welcher dadurch charakterisiert ist, daß der Blasengrund sich nicht mehr auf dem Rücken des Uterus befindet. Ein Vorstadium eines solchen Rezidivs zeigt in schöner Weise die Fig. 4 Liechtensteins (Arch. f. Gyn. 88, S. 242, unsere Abb. 14). Man sieht, daß die parametrane Blasenleiste nahe am Fundus sich befindet und daß das Corpus uteri nicht mehr im Interpositionsbette steckt. Dabei ist das Collum vom Corpus sehr stark abgeknickt.

Steckt das Corpus aber tief und fest genug im Interpositionsbette, dann kann es entweder bei der Abknickung des Collum bleiben, wobei es vorkommt, daß das Collum immer mehr hypertrophiert und sich elongiert, so daß es schließlich zwischen den Labien sich vordrängt (Fall Nr. 75) oder das Corpus wird endlich, falls die Ligamenta cardinalia nachgiebig genug sind, mit der Blase auf dem Rücken abwärts gezerrt, wobei der Fundus uteri am unteren Symphysenrande verbleibt. Dieser zweite Rezidivmechanismus setzt natürlich eine besonders hochgradige Erschlaffung der Ligamenta sacrouterina und der Ligamenta cardinalia voraus.

Die Statistiken der anderen Operateure, welche über ihre Erfolge mit der Interposition berichteten, lassen leider eine vergleichende Betrachtung der beiden Arten der Interposition nicht zu, da dieselben sich fast ausschließlich der modifizierten Technik bedienten. Nur für die Klinik in Jena hat Thomsen (Inaug.-Diss. Jena 1907) ein ähnliches Verhältnis konstatiert: Bei der Originaltechnik ergaben sich 33,3%, bei der modifizierten Technik 57,2% Rezidive. Wohl aber ergibt sich aus allen Berichten, daß die erzielten Dauererfolge nicht besonders zufriedenstellend waren. Neu (Mon. 33, S. 803) berichtet aus der Heidelberger Klinik über mehr als 20% Totalrezidiven. Krönig (siehe Pankow, Mon. 30, S. 528) hat die Operation ebenso wie Menge aufgegeben, da er zuviel Rezidiven hatte. Schauta berichtet (Salzburg. Naturf.-Vers. 1909) über 22% Rezidiven. Bröse (Zeitschr. 66) hat mehr als 15% Rezidiven. Aus der Küstnerschen Klinik werden nur 75% einwandfreie Resultate berichtet (Feyerabend, Mon. 43, S. 542) und in der Klinik Zweifel (siehe Scharpenack, Zentralbl. 1907, S. 1079) wiesen nur 46,6% der operierten Frauen ein tadelloses Dauerresultat auf (Totalrezidiven 11,1%). Es scheint mir nicht zu weit gegangen, wenn ich diese relativ großen Rezidivprozentzahlen mit auf die Verwendung der modifizierten Technik zurückführe und annehme, daß ein Teil derselben bei Anwendung der Originaltechnik nicht eingetreten wäre.

Außer den beiden eben beschriebenen Rezidivmechanismen wird in der Literatur noch ein dritter erwähnt. Derselbe besteht darin, daß der Uteruskörper in der Anteversionshaltung, also mit dem Corpus voraus, sich senkt. Dieses Ereignis kommt tatsächlich vor und wurde auch von uns einige Male beobachtet. Die betroffenen Frauen klagten über Abwärtsdrängen, lästiges Fremdkörpergefühl, ev. auch Koitusbeschwerden.

Von einem wirklichen Rezidiv ist aber bei diesem Befunde nicht die Rede. Vielmehr handelt es sich hier um mangelhafte Ausführung der Operation, indem das Corpus uteri nicht genügend in das Spatium vesico-vaginale versenkt wurde. Das hat sich uns anfangs einige Male ereignet, als wir uns noch damit begnügten, den eventrierten Uteruskörper einfach auf die angefrischte Zystokele aufzunähen. Nicht immer ist die Retraktionstendenz eine genügend starke und wir geben gerne zu, daß es nicht bloß wegen der rascheren Wundheilung, sondern auch wegen der energischeren Pelottenwirkung und wegen der stärkeren Versenkung des Uteruskörpers in das Spatium vesico-vaginale besser ist, den unter die Zystokele gebrachten Uteruskörper mit den Scheidenlappen einzudecken.

Hiervon abgesehen kann dieses Ereignis zustande kommen, wenn der Uteruskörper im Verhältnis zum Interpositionsbett zu groß ist, sei es von Haus aus (Metritis oder Myom), sei es, weil er nach seiner Eventrierung infolge Strangulierung stark angeschwollen ist, oder wenn das Interpositionsbett für den Uterus zu klein ist, was der Fall ist, wenn es sich um einen Prolaps ohne Zystokele handelt, also um einen Prolaps, wo die Interposition überhaupt nicht am Platze ist. In solchen Fällen kann man sich leicht helfen, indem man den Uteruskörper in das Spatium vesico-vaginale recht stark hineindrückt.

Wenn der Fehler aber geschehen ist, daß der Uterus nicht genügend versenkt worden ist, so daß die betroffene Patientin nach Monaten oder Jahren mit den obenerwähnten Klagen wieder erscheint, kann derselbe jederzeit leicht gut gemacht werden: Man braucht nur das Interpositionsbett zu öffnen (durch Spaltung der Scheidenwand über dem interponierten Uteruskörper) und den Uteruskörper in seinem Bett zu lockern, was gewöhnlich auf stumpfem Wege gelingt, und ihn sodann so tief hineinzudrücken, als dies primär hätte geschehen sollen.

Auch hierin zeigt sich wiederum die Überlegenheit der Originaltechnik über die modifizierte Technik. Zwar ist bei letzterer das Interpositionsbett geräumiger als bei der Originaltechnik, dafür aber darf man beim Hineindrücken des Uteruskörpers in dasselbe keinen so starken und langdauernden Druck anwenden wie bei der Originaltechnik, weil es sonst sich ereignen kann, daß man den Uteruskörper aus dem Interpositionsbett hinausdrückt. Man spürt dies sehr deutlich, indem plötzlich der Widerstand der parametranen Blasenleiste aufhört. Manchmal bleibt dabei der Uteruskörper noch vor den Augen des Operateurs liegen, aber die parametrane Blasenleiste reitet nicht mehr auf der hinteren Uterusfläche, sondern befindet sich vor dem größten Umfang des Uteruskörpers. In anderen Fällen retrahiert sich der Uteruskörper vollends, so daß er den Augen des Operateurs entschwindet. Bei der Originaltechnik dagegen kann man den Uterus nach Belieben in sein Bett hineindrücken, hinausdrücken aus demselben kann man ihn nicht. Und durch den starken Druck gelingt es eben immer, eine genügende Versenkung herbeizuführen, auch wenn der Uteruskörper noch so groß ist (größere Myome natürlich ausgenommen). Die Pfannenstielsche Keilresektion haben wir nur in der allerersten Zeit einige Male ausgeführt. Ist der Uterus durch Stauung angeschwollen, so wird er durch längeren Druck gegen das Bett wieder klein. Selbst wenn der Uteruskörper zunächst viel zu groß zu sein scheint, gelingt es uns auf diese Weise immer, ihn so tief zu versenken, daß die Lappen der vorderen Scheidenwand über ihm nicht nur vollständig geschlossen werden können, sondern auch mehr weniger stark reseziert werden müssen. Energisches Zusammenziehen der entsprechend resezierten Scheidenlappen über dem Uterus ist notwendig, um den Uteruskörper tief genug versenkt zu halten.

Aus allen unseren Erfahrungen und aus den Erfahrungen der anderen Operateure ergibt sich also, daß die modifizierte Technik tatsächlich weniger leistungsfähig ist als die Originaltechnik. Das Verbleiben des Uterus im Interpositionsbette ist nicht so absolut sichergestellt, wie bei der Originaltechnik, und der postoperative Verlauf eher der Möglichkeit einer Störung ausgesetzt. Es ist sehr wahrscheinlich, daß bei Beibehaltung der Originaltechnik die Interposition sich besser durchgesetzt hätte. Der Umstand, daß die Interposition allgemein in der modifizierten Technik zur Anwendung gelängte, ist schuld, daß ihre Leistungsfähigkeit vielfach unterschätzt wurde. Die Einführung der modifizierten Technik hat die Anerkennung der Interposition aufgehalten. Es war dringend notwendig dies auseinanderzusetzen, damit diejenigen Operateure, welche die Interposition auf Grund ihrer bisherigen Erfahrungen aufgegeben haben, zur neuerlichen Aufnahme dieser wertvollen Prolapsoperation veranlaßt werden.

VII. Interposition und Schwangerschaft.

Daß der schwangere Uterus nicht interponiert werden darf, wurde schon oben besprochen. Es muß aber bei der Interposition auch dafür gesorgt werden, daß keine Schwangerschaft mehr eintreten kann. Wenn also bei einer noch im konzeptionsfähigen Alter befindlichen Frau die Interposition ausgeführt wird, so muß gelegentlich dieser Operation die Sterilisierung vorgenommen werden, eine Forderung, welche ich zugleich mit der ersten Veröffentlichung der Interposition (1899) erhoben habe. Dieser Forderung entsprechen wir durch Resektion der Eileiter mit peritonealer Eindeckung des uterinen Tubenstumpfes.

Die Forderung, daß nach ausgeführter Interposition keine Schwangerschaft mehr eintreten darf, ist überall akzeptiert worden und daher sind Schwangerschaften im interponierten Uterus nur sehr selten beobachtet worden. Es handelt sich da um Fälle, wo der Operateur entweder die Sterilisierung vergessen oder für überflüssig gehalten hatte, z. B. wegen des Vorhandenseins von perimetritischen Verwachsungen oder wegen fast erreichten Klimakteriums oder es handelt sich um Fälle, wo sich die Eileitung nach der Operation wieder herstellte. Weibel (Arch. f. Gyn. Bd. 105) und Graefe (Zentralbl. f. Gyn. 1916, S. 921) haben die hierhergehörigen Fälle zusammengestellt. Es waren im ganzen neun Fälle. Seither haben Haim (Zentralbl. f. Gyn. 1917, S. 180) und Hofmeier (Monatsschr. f. Geb. u. Gyn. Bd. 46, S. 73) über neue Fälle berichtet.

Kommt nach der Interposition Schwangerschaft zustande, so müssen sich schwere Störungen entwickeln. Der wachsende Uterus wird sich immer stärker gegen die Vagina vorbauchen. Es treten arge Druckerscheinungen auf und Störungen der Blasenentleerung (Retentio urinae etc.) sind unausbleiblich.

Abhilfe kann nur entweder durch Entleerung des Uterus erfolgen oder dadurch, daß sich der wachsende Uterus aus dem Interpositionsbette befreit. In Fällen, in denen die parametrane Blasenleiste den interponierten Uteruskörper von Haus aus nicht genügend weit hinten umfaßt hat, kann sich dieselbe mehr und mehr gegen den Fundus des wachsenden graviden Uterus retrahieren, letzteren allmählich frei gebend. Das sind die Fälle, in denen die Schwangerschaft ev. bis in die zweite Hälfte und unter Umständen sogar bis zum Ende gedeihen kann. Damit sind natürlich noch lange nicht normale Verhältnisse hergestellt. Es persistieren jedenfalls mehr weniger starke Verwachsungen zwischen dem Corpus uteri und der Blase resp. der Scheide, und wenn sich dieselben auch unter dem Einflusse der Zerrung stark in die Länge ziehen, so geht doch die Vergrößerung des Uteruskörpers bis zum Ende der Schwangerschaft unter fortwährenden Widerständen vor sich. Dementsprechend sind die anatomischen Verhältnisse schließlich dieselben wie bei den sog. Vaginofixationsschwangerschaften, und bei der Entbindung muß man auf die nämlichen Eventualitäten gefaßt sein wie bei jenen (Weibel, Freund-Mainzer, Esch, Hütelson). Besonders instruktiv ist der aus meiner Klinik stammende Fall Weibel 2, in welchem gelegentlich des Kaiserschnittes photographische Aufnahmen gemacht wurden: Man sieht die starke Retraktion der Blase, so daß sie den Fundus uteri vollkommen freigegeben hatte. Ganz ähnlich hatte sich Esch die anatomischen Verhältnisse in seinem Falle vorgestellt (Gyn. Rundsch. 1911, S. 337, Fig. 9).

Die Behandlung besteht am einfachsten darin, daß man möglichst bald die Schwangerschaft unterbricht. Ist der Muttermund wegen der Stellung der Portio vaginalis nicht zugänglich, so empfiehlt sich die Spaltung der vorderen Wand des Uteruskörpers, die ja nur von der vorderen Scheidenwand bedeckt ist. Wenn dann die puerperale Involution eingetreten ist, dann muß die versäumte resp. nicht gelungene Sterilisierung nachgeholt werden. Wir haben in einem solchen Falle (Weibel, Fall 1) 14 Tage nach der Entleerung des Uterus das Cavum desselben auf atmokaustischem Wege verödet. Am besten ist wohl, den interponierten Uteruskörper auf vaginalem Wege soweit aus seinem Bette auszulösen, daß die Uterushörner zugänglich werden, und die Keilexzision der interstitiellen Tubenanteile auszuführen, wonach der Uteruskörper wieder versenkt wird. Die Auslösung des interponierten Corpus uteri gelingt, wie wir jetzt wissen (siehe Kapitel XIII) überraschend leicht.

Einen anderen Weg der Behandlung hat Hofmeier (Monatschr. f. Geb. u. Gyn. Bd. 46, S. 73) gewählt: Er befreite den Uteruskörper auf abdominalem Wege aus dem Interpositionsbette, in der Absicht, die Schwangerschaft sich weiter entwickeln zu lassen, was auch eintraf. So interessant diese Art des Vorgehens ist, so dürfte sich dasselbe doch kaum zur Nachahmung empfehlen. Das Herauspräparieren des graviden Uteruskörpers aus dem Interpositionsbette ist zweifellos schwierig, die Gefahr der Blutung eine beträchtliche, und ob die Schwangerschaft im speziellen Falle erhalten bleibt, ist sehr fraglich. Hierzu kommt die Vernichtung des Interpositionsresultates: nach erfolgtem Partus resp. Abortus ist das Rezidivieren des Vorfalles zu gewärtigen.

Daß endlich die Exstirpation des graviden Uterus, wie sie Gräfe in seinem Falle vornahm, nicht zu empfehlen ist, bedarf keiner besonderen Erwähnung. Im Falle Gräfe's war allerdings ein komplizierender Ovarialtumor vorhanden. Die Ausräumung des Uterus von unten und die Exstirpation des Ovarialtumors von oben (natürlich mit gleichzeitiger Resektion der Tuben) wäre nach meiner Ansicht vorzuziehen gewesen.

Exspektativ könnte man sich verhalten in Fällen, in welchen die Erscheinungen von seiten der Blase nicht stürmisch sind, resp. bereits wieder abklingen, was darauf hindeutet, daß sich der gravide Uteruskörper gegen die Bauchhöhle zu retrahieren beginnt.

VIII. Die Einnähungsinterposition.

Nach den Erfahrungen, die wir mit der modifizierten Technik der Interposition gemacht hatten, wäre es das Richtigste gewesen, zur Originaltechnik zurückzukehren. Aber soweit waren wir damals noch nicht und wir versuchten zunächst, unter Beibehaltung der modifizierten Technik, ihren Nachteilen in anderer Weise abzuhelfen.

Wie oben gezeigt, besteht bei der Interposition die Gefahr, daß der Uteruskörper entweder zu stark prominiert oder wenn man ihn — um dies zu verhindern — recht stark in sein Bett hineindrückt, unter der parametranen Blasenleiste sich zurückzieht. Um diesen Schwierigkeiten zu entgehen, kamen wir, von dem Gedanken ausgehend, daß bei richtig ausgeführter Interposition der Uterus derartig gelagert wird, daß er den Hiatus genitalis deckelartig verschließt, auf die „Einnähung“ des interponierten Uterus (Naturf.-Vers. Wien 1913 und Arch. f. Gyn. 102), welche darin besteht, daß der interponierte Uteruskörper an den Rändern des Hiatus genitalis fixiert wird, und zwar vorne am Diaphragma urogenitale und seitlich an den puborektalen Anteilen der Levatormuskulatur. Die Freilegung dieser Gebilde ist keineswegs mit besonderen Schwierigkeiten verbunden; es ist hierzu nur nötig, die Ablösung der beiden Scheidenlappen sowohl nach vorne als nach den Seiten hin recht ausgiebig vorzunehmen. Nach vorne soweit, daß die Harnröhre beiderseits isoliert ist; nach den beiden Seiten soweit, daß die puborektalen Ränder der Levatormuskulatur zugänglich werden.

Von dem Diaphragma urogenitale ist freilich bei Frauen, die geboren haben und an Prolaps leiden, nicht mehr viel vorhanden, der muskuläre Anteil ist verloren gegangen, der vordere fibröse Anteil aber, ein straffes, mit transversalen Bündeln zwischen beiden Schambeinen ausgespanntes Band, welches mit dem Ligamentum arcuatum die Lücke bildet, durch welche, gegen Druck geschützt, die Vena dorsalis clitoridis hindurchtritt, von Henle als Ligamentum transversum pelvis, von Waldeyer als Ligamentum praeurethrale bezeichnet, ist immer als derbe Bandmasse erhalten (Abb. 15, siehe auch Tandler: Die topographische Anatomie dringlicher Operationen, Fig. 52), welche leicht mit der Nadel gefaßt werden kann. Man schiebt (Abb. 16) den Zeigefinger der linken Hand — bei gleichzeitiger Abziehung der Scheidenlappen nach den Seiten und nach oben und unter Verdrängung der bloßgelegten Harnröhre auf die andere Seite — bis an den scharfen Rand des absteigenden Astes des Schambogens, woselbst das Ligamentum transversum pelvis sich befindet, und lagert so das Gewebe desselben auf die Fingerkuppe. Nun sticht man eine mit Seide armierte Nadel knapp am Knochenrand auf den Zeigefinger ein. Nachdem die Nadel durchgeführt ist, erfaßt sie das Uterushorn am Abgang

des Ligamentum rotundum. Die analoge Naht wird auf der anderen Seite der Harnröhre angelegt und sodann die beiden Nähte geknotet. Hiermit hat der Uteruskörper vorne am Diaphragma urogenitale eine ungemein sichere, verläßliche Fixation erfahren.

Eigentlich ist der mit dieser Fixation dem Uteruskörper erteilte Situs schon
der definitive und wir haben uns auch faktisch in einer Anzahl von Fällen mit den
Fixationsnähten am Ligamentum transversum pelvis begnügt. Sollte sich die vordere
Fläche des Uteruskörpers noch etwas vorbauchen, so genügt dagegen das straffe Zusammenziehen der ausgiebig zu resezierenden Scheidenlappen.

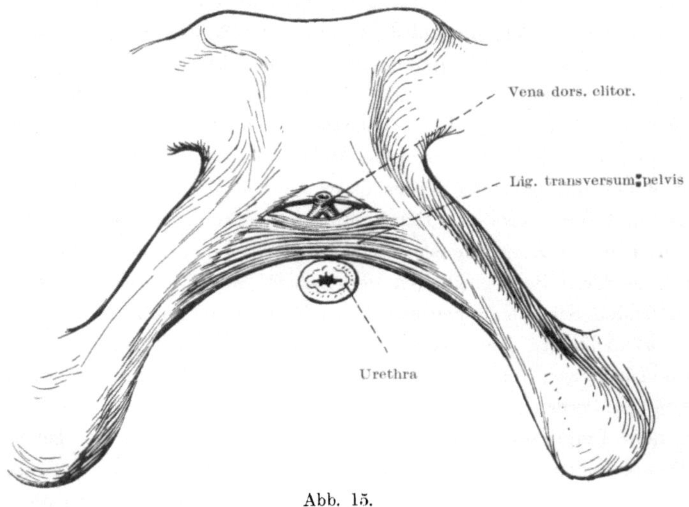

Abb. 15.

Die weitgehende seitliche Ablösung der Scheidenlappen gestattet aber auch
den Zugang zur seitlichen Begrenzung des Hiatus genitalis, d. i. zu den puborektalen
Rändern der Levatormuskulatur. Drängt man z. B. den linken Scheidenlappen mit
einem Spatel stark zur Seite und in der Richtung gegen den Tuber ossis ischii, so
braucht man nur mit ein oder zwei Fingern der linken Hand links neben dem im Interpositionsbette liegenden Uteruskörper einzugehen, um an die Innenfläche der links-
seitigen Levatorhälfte zu gelangen (Abb. 17). Man spürt dann meist deutlich
den freien Rand derselben und kann diesen, auch ohne seine Faszie zu spalten, mit
den eingeführten, etwas gekrümmten Fingern herausdrücken, namentlich wenn die
Finger an dem in das Cavum ischiorectale eingeschobene Spatel eine feste Wider-
lage erhalten. Sind die Partes puborectales beiderseits mit je einer Naht gefaßt,
dann kann man sie mittels dieser Nähte beliebig weit gegen die Mittellinie ziehen

und auf der vorderen Uteruswand befestigen. So kann man eine Verengerung des Hiatus genitalis in querer Richtung, eventuell bis zur gegenseitigen Berührung der Partes puborectales erzielen.

Daß man es hier wirklich mit den puborektalen Anteilen der Levatormuskulatur zu tun hat, davon kann man sich während der Operation durch faradische Reizung überzeugen. Wir haben uns aber auch durch anatomische Präparation davon überzeugt, daß die seitlichen Nähte wirklich die Partes puborectales der Levatormuskulatur erfassen, indem wir an den Präparaten des Falles Nr. 120 die Wand des Interpositionsbettes nach Herausnahme des Corpus uteri seitlich spalteten, wodurch die Partes puborectales mit den in ihnen sitzenden Nähten zur Anschauung kamen (Abb. 21).

Es unterliegt keinem Zweifel, daß die Interposition mit „Einnähung" einen größeren Eingriff darstellt als die Interposition ohne Einnähung. Dies ist schon bedingt durch die weitergehende Ablösung der Scheidenlappen, wobei man vorne ganz nahe an die Schwellkörper der Urethra und der Klitoris herankommt. So wird nicht nur die Nischenbildung und Retention begünstigt, sondern auch der Entstehung von Hämatomen und Thrombosen Vorschub geleistet, und es haften also der Einnähungsinterposition die bei der modifizierten Interposition besprochenen Nachteile in verstärktem Maße an. Außerdem aber kommt es dabei gelegentlich zu Konflikten mit den Ureteren. Postoperativer Verlauf nach der Einnähungsinterposition.

Wir haben die Einnähungsinterposition im ganzen 248 mal ausgeführt, davon 171 mal in Kombination mit der Befestigung der Portio vaginalis an den Sacrouterinligamenten und 77 mal ohne dieselbe. Fassen wir zunächst nur die letztere Gruppe ins Auge, so haben wir hier drei Todesfälle (13, 27, 103), i. e. 3,9%. Einer derselben (13) ist auf eitrige Thrombophlebitis im Corpus cavernosum clitoridis und in den Venen des rechten Labium majus mit konsekutiver Pyämie, ein anderer (27) auf Embolie der Arteria pulmonalis, der dritte (103) auf senilen Marasmus zurückzuführen. Außerdem gab es mehrfach Eiterungen und vereiterte Hämatome im Interpositionsbette.

In zwei Fällen (38 und 43) beobachteten wir eitrige Pyelitis. Im Falle 38 trat $3\frac{1}{2}$ Wochen p. op. hohes Fieber auf mit Schmerzen in der linken Nierengegend. Die Chromozystoskopie ergab rechts normale Ureteraktion, links das Fehlen jeglicher Aktion. Das Fieber fiel schließlich ab und Patientin wurde geheilt entlassen. Im anderen Falle (43) wurde vier Monate p. op. wegen Fieber, Schmerzen und Schwellung in der rechten Nierengegend chromozystoskopiert: Der rechte Ureter zeigte keine Funktion. Patientin ist zu späteren Untersuchungen nicht mehr erschienen.

Diese zwei Fälle beunruhigten uns zunächst nicht. Pyelitiden gibt es auch sonst nach gynäkologischen Operationen und speziell bei Prolapsen kommen auch ohne Operation Urinstauungen in den Ureteren vor (siehe Tandler und Halban, Ureterenkonflikte.

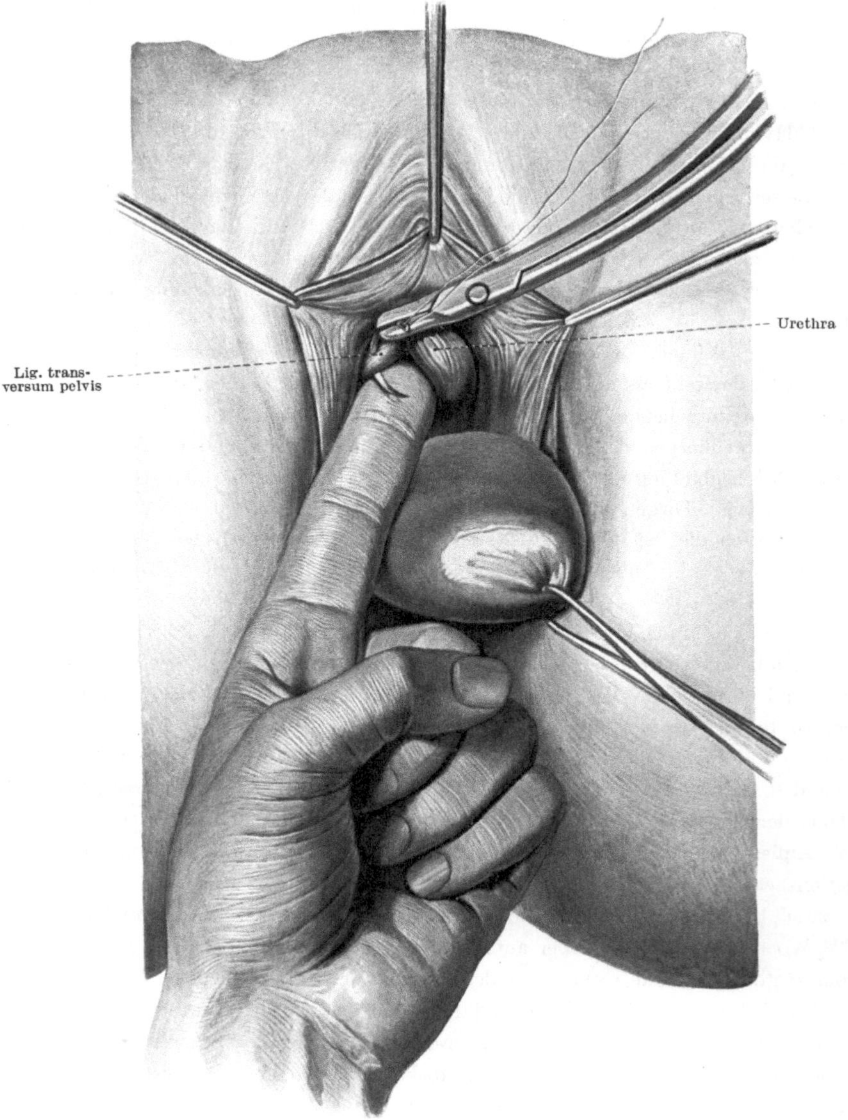

Abb. 16.   Einnähungsinterposition (vordere Naht, in den Tabellen mit D bezeichnet).

Die Ablösung der Lappen der vorderen Scheidenwand wird so weit getrieben, daß die Urethra bloßliegt. Nachdem der Uteruskörper hervorgeholt ist, schiebt der Zeigefinger der linken Hand die Urethra zur Seite und lagert das Ligamentum transversum pelvis auf seine Kuppe, worauf es leicht gelingt, dasselbe mit der Naht zu erfassen.

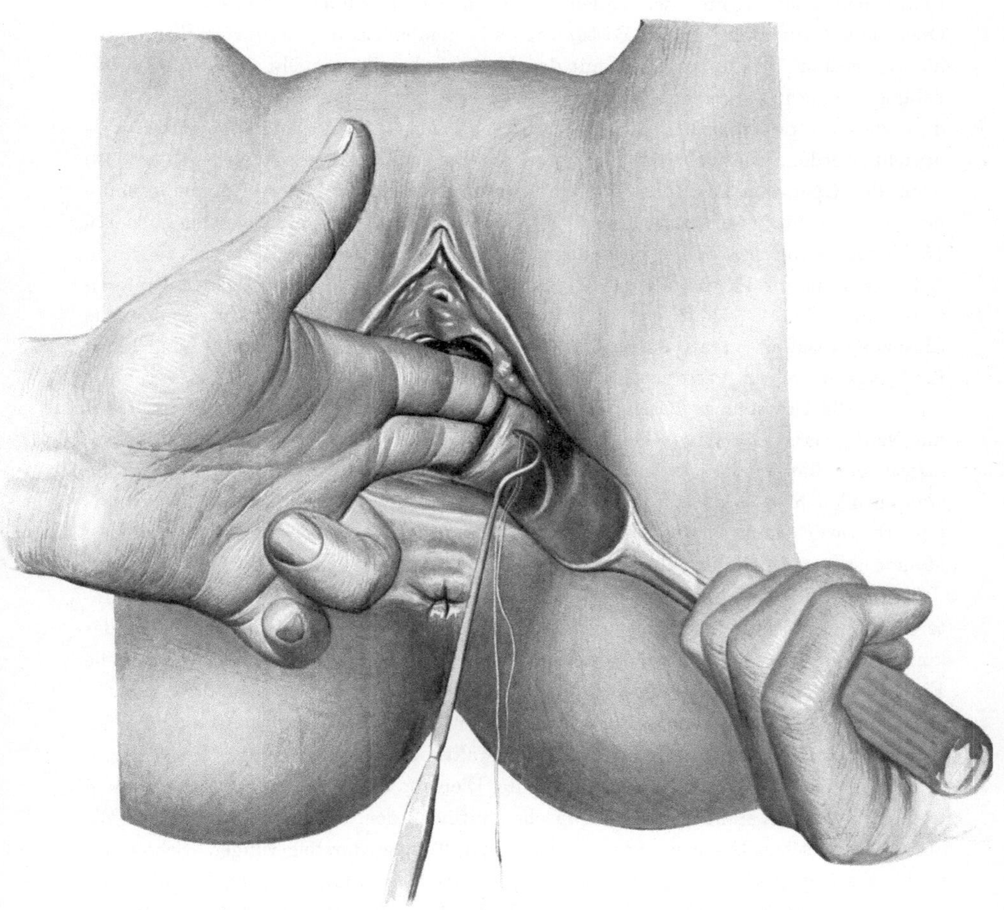

Abb. 17. Einnähungsinterposition (seitliche Naht. in den Tabellen mit L bezeichnet).
Der Uteruskörper befindet sich nach Fixation seiner beiden Hörner am Lig. transvers. pelvis im Interpositionsbette.
Nun drücken die eingeführten Finger der rechten Hand den puborektalen Levatorrand der rechten Seite hervor,
wobei sie an dem in das Cavum ischiorectale eingeschobenen Spatel ein geeignetes Widerlager finden.

Ureterenatlas, Taf. XXII und Hirokawa, Deutsche Zeitschr. f. Chir. Bd. 109). Erst als sich die Komplikationen von seite der Ureteren häuften, lernten wir dieselben richtig beurteilen. Unter den Fällen, in denen wir die Einnähungsinterposition mit Operationen zur Hebung der Portio vaginalis kombinierten (wir dürfen diese Fälle hier verwerten, da die Konflikte mit den Ureteren bestimmt nicht durch die Portiohebung, sondern durch die Einnähungsnähte, und zwar speziell durch die L-Nähte, d. i. die die puborektalen Ränder der Levatormuskulatur fassenden Nähte verursacht wurden, wie sich aus folgendem ergeben wird), kam es zweimal (71, 110) nach der Operation zur vollständigen Anurie. Nach Lösung der Einnähungsnähte (D- und L-Nähte), welche im Falle 71 24 Stunden p. op. von unten her, im Falle 110 48 Stunden p. op. per lap. vorgenommen wurde, begann sofort die Blase sich zu füllen. Bei der Laparotomie im Falle 110 wurde hochgradige Dilatation beider Ureteren festgestellt. Fall 71 erholte sich ohne weitere Folgen (eine dieser Tage vorgenommene Chromozystoskopie ergab beiderseits kräftige Ureteraktion), Fall 110 ging leider fünf Tage p. op. an Peritonitis zugrunde.

Ob die Ureteren in diesen beiden Fällen ligiert oder bloß geknickt, resp. durch die Nähte verzogen waren, ließ sich nicht sicher entscheiden. In einem privaten, also in den hier niedergelegten Tabellen nicht enthaltenen Falle, in welchem wegen eines großen Myoms die supravaginale Amputation gemacht und der Stumpf interponiert wurde, kam es sogar zur Ausbildung einer Ureterfistel, wegen der ich drei Monate später die Nephrektomie ausführte.

Indem wir sodann unsere spezielle Aufmerksamkeit dem Verhalten der Ureteren nach der Einnähungsinterposition zuwendeten, konnten wir weiterhin folgendes konstatieren: Das zystoskopische Bild ist dasselbe wie nach der Interposition ohne Einnähung, vielleicht, daß in einzelnen Fällen die seitlichen Rezessus noch etwas tiefer sind. In allen Fällen, in denen keine klinischen Erscheinungen von seiten der Harnwege vorhanden waren, wurde die Ureteraktion normal befunden. Die Chromozystoskopie leistet hier wiederum sehr gute Dienste, da sie auch bei Asymmetrien und zystitischen Veränderungen das rasche Auffinden der Ureterostien gestattet. Wo aber die klinischen Erscheinungen (trüber Harn, Temperatursteigerungen, Schmerzen in der Nierengegend) auf Störungen von seiten der Nieren hinwiesen (siehe außer den schon erwähnten Fällen 38 und 43 noch die Fälle 54, 97, 105, 106, 108, 115, 117), fanden sich tatsächlich vorübergehend mehr weniger langdauernde Sistierungen der Ureteraktion der betroffenen Seite. Soweit wir in der Lage waren, diese Fälle später nachzuuntersuchen, gingen alle, ausgenommen Fall 108, in welchem von anderer Seite die Nephrektomie gemacht wurde, in Heilung aus und die Ureteraktion stellte sich nach relativ kurzer Zeit wieder her.

Das Studium der topographischen Anatomie der Ureteren bei der Einnähungsinterposition ergab nun tatsächlich, daß bei der Anlegung der seitlichen Einnähungsnähte (d. i. der L-Nähte) ein Konflikt mit ihnen sich ergeben kann. Man bedenke nur, daß in jeder größeren Zystokele das Trigonum mitenthalten ist. Sehr schön und instruktiv zeigen dies eine Reihe der Tandler-Halbanschen Tafeln in ihrem Prolapswerke und die Taf. XXVIII im Ureterenatlas dieser beiden Autoren. Die Ureteren ziehen in jede größere Zystokele hinein und passieren hierbei den Hiatus genitalis (Abb. 18). Schon aus dieser Betrachtung ergibt sich die Möglichkeit der Begegnung mit den Ureteren bei der Einnähung des Uteruskörpers in die Levatoröffnung. Denn, wenn auch bei der Reposition des Prolapses mit der Zystokele das im Prolaps enthalten gewesene Endstück des Ureters mitreponiert wird, so bleibt letzterer doch gerade dort, wo er von oben an den Rand des Hiatus genitalis herantritt, auch nach erfolgter Reposition liegen, und die so entstehende Schleife, deren Konvexität ganz nahe an den puborektalen Rand der Levatormuskulatur heranreicht, kann mit der Nadel gefaßt oder doch wenigstens gezerrt resp. geknickt werden. Sehr instruktiv ergibt sich das Verhältnis des Ureters zum Hiatus genitalis beim Prolaps aus der Taf. LVIII im Tandler-Halbanschen Prolapswerke. Lehrreich in dieser Beziehung ist auch unsere Abb. 22, welche einem Präparate entspricht, das wir dem Umstande verdanken, daß eine der Patientinnen, an der wir wegen hochgradigem Prolaps die „Einnähung" (und Auflagerung der Portio vaginalis auf die Sacrouterinligamente) ausgeführt hatten, einige Tage post operationem einer septischen Infektion erlag (Fall Nr. 119). Das Becken samt Inhalt wurde nach entsprechender Fixierung in der Medianebene durchschnitten (Abb. 19), der Uteruskörper aus dem ihm durch die Einnähung angewiesenen Bett herausgehoben und vom Bette aus der Levator (L) freigelegt (Abb. 21), wobei die Fixationsnähte zur Ansicht kamen, und hierauf der Ureter der betreffenden Beckenhälfte präpariert (Abb. 22). Man kann sich bei Betrachtung der anatomischen Verhältnisse vorstellen, daß da ein Konflikt mit dem Ureter leicht möglich ist. Die durch die Reposition entstandene Schleife des Ureters ist sehr schön zu sehen und dieselbe reicht bedenklich nahe an den Levatorrand herab. Am instruktivsten aber ist es, bei der Operation selbst die Ureterschleife vorzuziehen (Abb. 23). Man erleichtert sich dies wesentlich durch vorheriges Einlegen eines Katheters in den Ureter, da man den so markierten Ureter durch Tastung leicht findet. Das Vorziehen des Ureters gelingt dann sehr leicht, und man erkennt, daß jede den Levator tiefer fassende Naht den Ureter mitfassen oder doch ganz nahe an ihn heranreichen kann. Sehr lehrreich ist auch Abbildung 46, welche einen Frontalschnitt durch das Becken eines mittels Einnähungsinterposition operierten Prolapsfalles darstellt. Die seitlichen Levatornähte, welche die puborektalen Levatorränder an die vordere Uterusfläche heranziehen, kommen ganz nahe an die Ureteren, in welche Sonden eingelegt sind, zu liegen, speziell rechts, wo der Ureter näher der Medianebene liegt.

Nun ist es ja außer Frage, daß man, sobald man einmal diese Gefahren kennt, bei gehöriger Aufmerksamkeit denselben ausweichen kann. Die L-Nähte müssen,

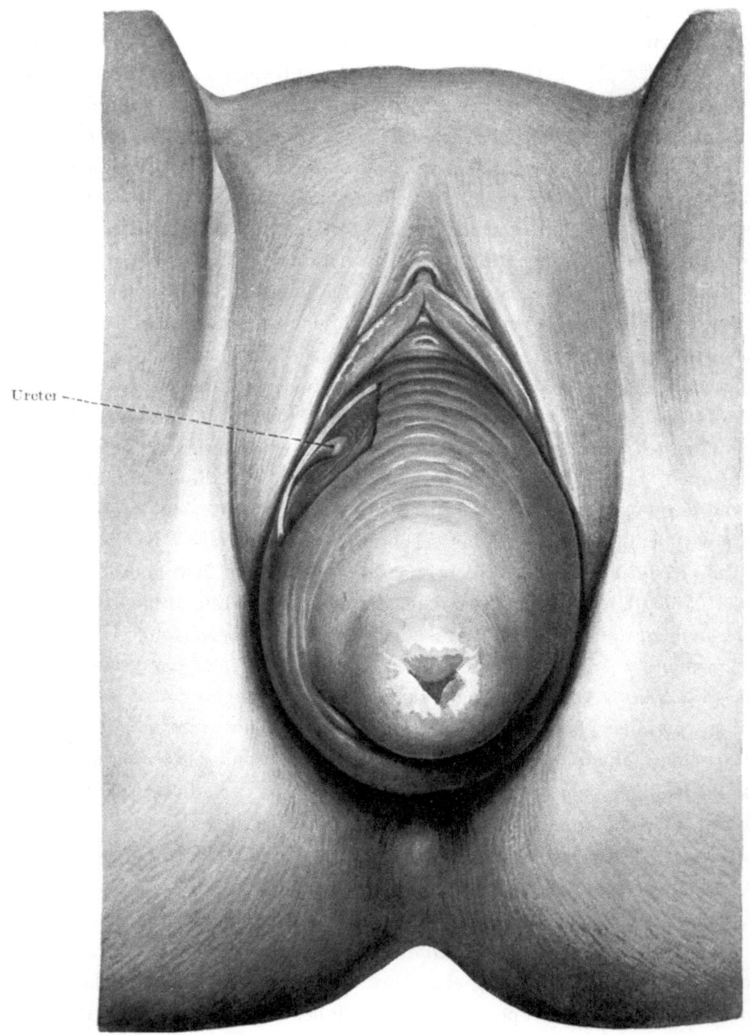

Abb. 18. Verhalten des Ureters bei nicht reponiertem Genitalprolaps.

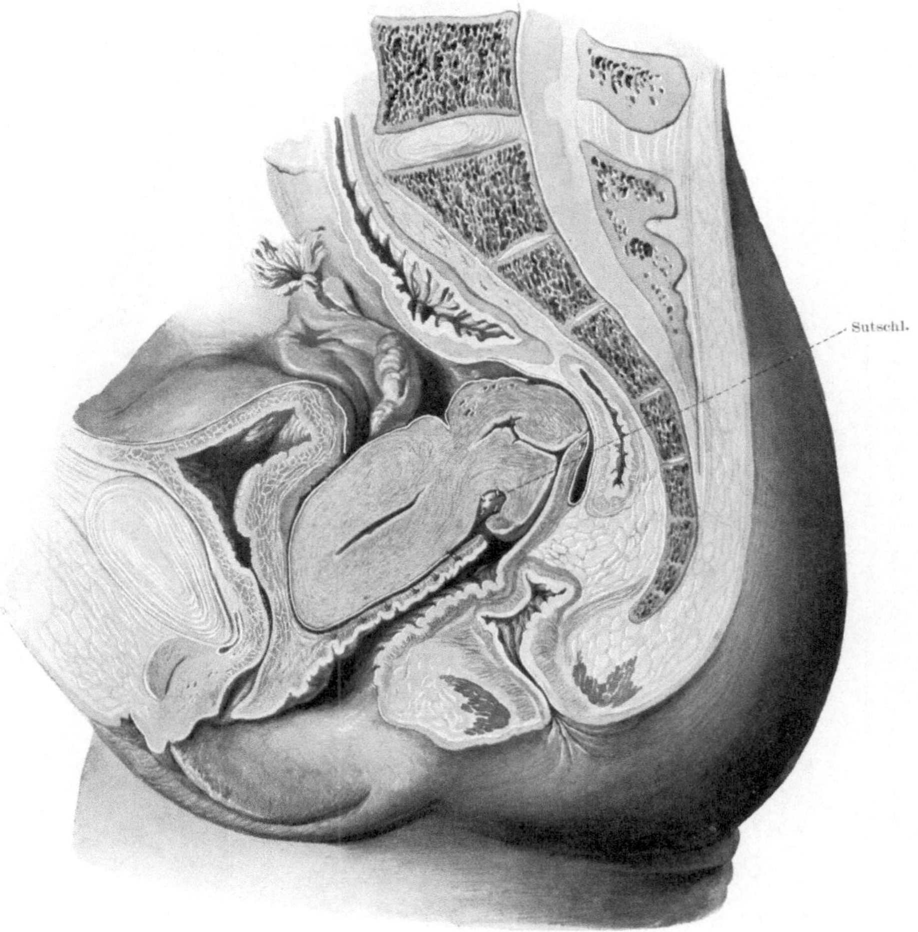

Abb. 19. Medianer Sagittalschnitt (Fall Nr. 120) nach Einnähungsinterposition und Suspension (Spa).
Die Portio vaginalis durch die Sakrouterinschlinge energisch gehoben, das hintere Scheidengewölbe verschwunden.
Man beachte die Tendenz der Blase sich gegen die Symphyse zu retrahieren.

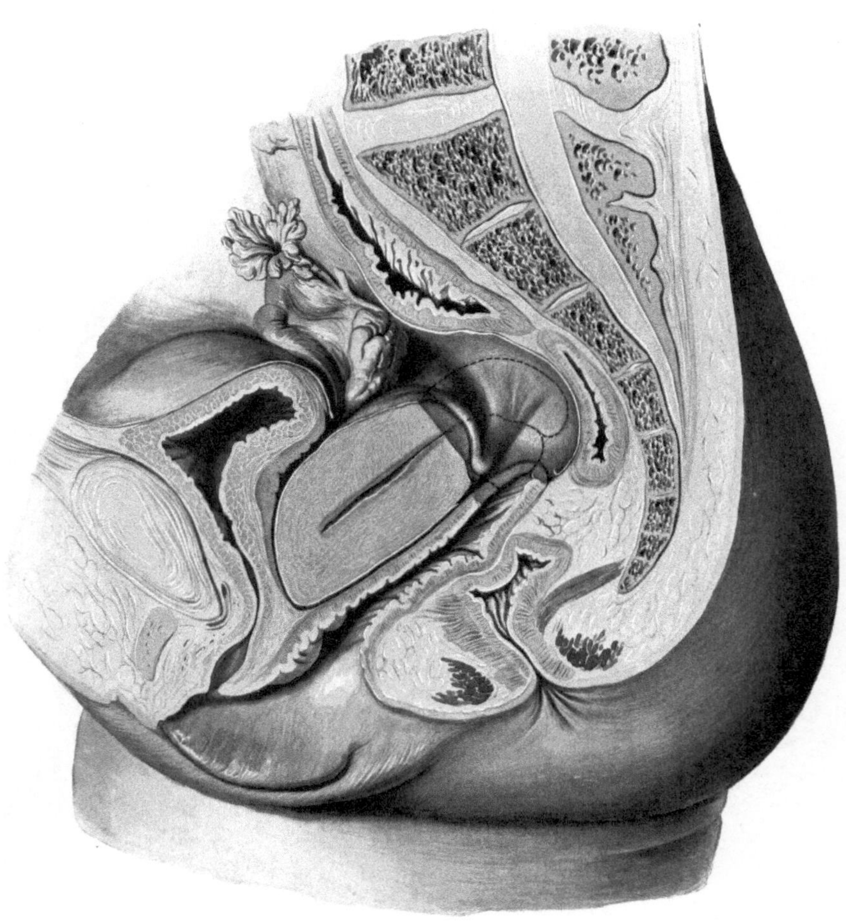

Abb. 20. Derselbe Schnitt wie in Abb. 19, aber das Collum weggeschnitten.

Hierdurch ist das linke Sacrouterinligament sichtbar geworden: man sieht, wie es sich von seiner uterinen Insertion aus um das Collum herumschlingt, um sich mit dem Ligamentum sacrouterin. der anderen Seite in der Mittellinie zu berühren, worauf es scharf umbiegend und das Collum mächtig hebend zur hinteren Beckenwand ausstrahlt.

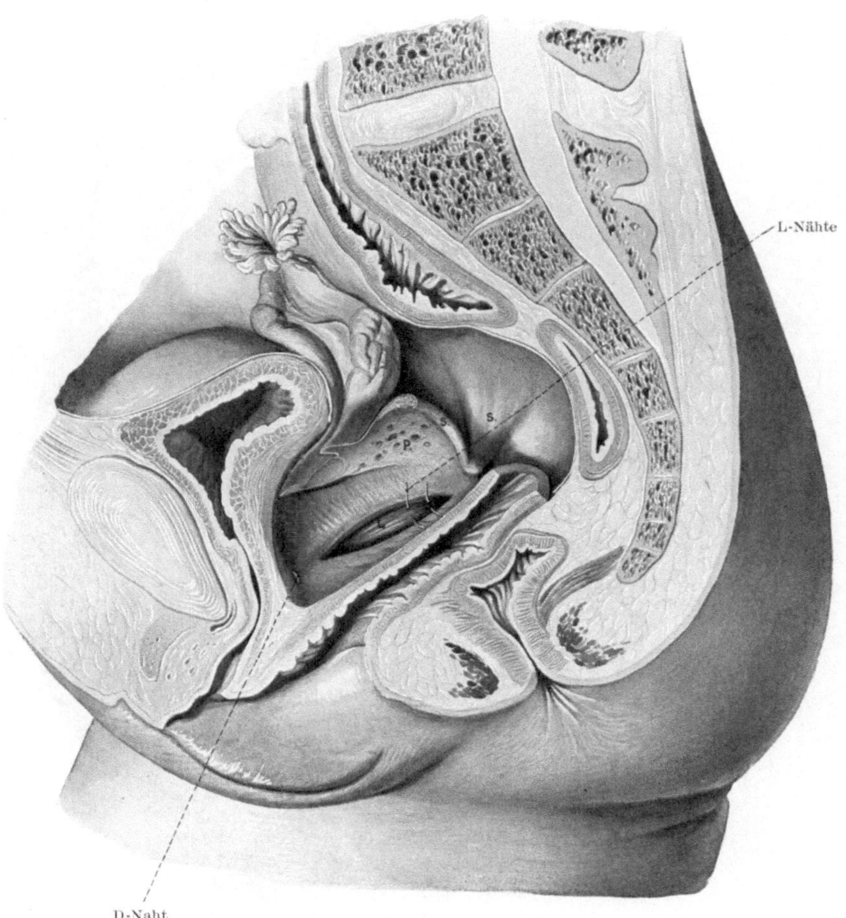

Abb. 21. Derselbe Schnitt wie Abb. 18 und 19. Das Corpus ut. aus dem Interpositionsbett herausgenommen.

Vom Interpositionsbett aus ist der puborektale Rand des Musc. levator ani bloßgelegt: man sieht die zwei seitlichen Einnähungsnähte und am vorderen Ende des Interpositionsbettes die rechtsseitige D-Naht (i. e. die Naht, welche das rechte Uterushorn am Lig. transvers. pelvis festlegte).

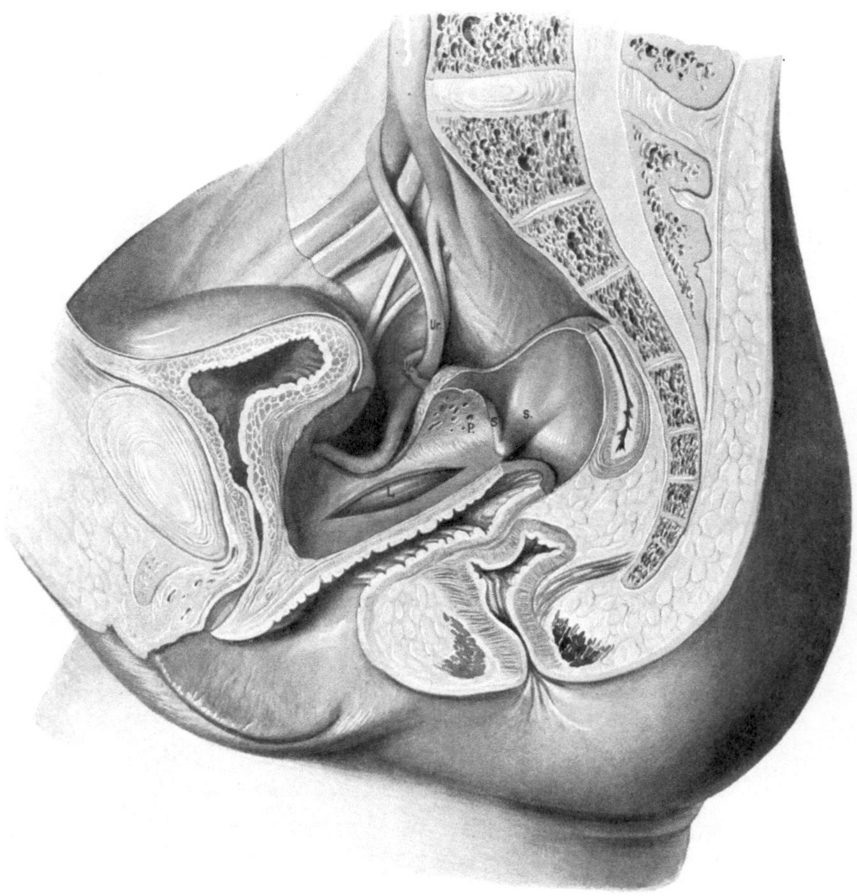

Abb. 22. Derselbe Schnitt wie Abb. 21.

Hier ist nicht nur das Collum und das Corpus entfernt, sondern auch die Adnexa. Die Wand des Interpositionsbettes ist soweit abgetragen, als zur Präparation des Ureters (Ur) nötig war. Der Ureter reicht knapp bis an die Stelle der seitlichen Einnähungsnähte.

Ur = Art. uter. L = Levator. SS = Lig. sacrout. P = Parametrium.

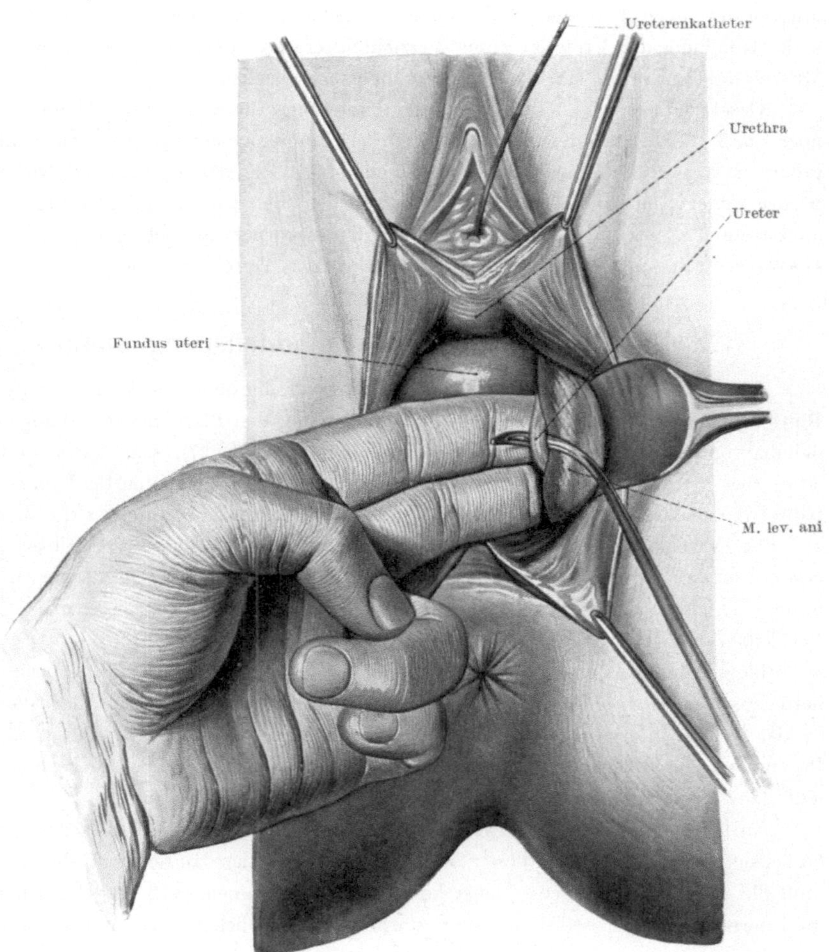

Abb. 23. „Einnähungsinterposition."

Die beiden Hörner des Uterus sind am Ligam. transversum pelvis bereits festgenäht. Der linke Ureter ist katheterisiert (man sieht den Ureterenkatheter aus dem Orific. urethrae heraustreten), und daher konnten ihn die beiden auf der Innenfläche des Musc. levat. ani aufliegenden Finger leicht feststellen, fassen und vorziehen. Zwecks Demonstration ist der vorgezogene Ureter auf einem Unterbindungsinstrument aufgelagert.

damit sie die Ureteren nicht erfassen können, nur 1. recht weit hinten am puborektalen Muskelrand angelegt werden, 2. dürfen sie denselben nicht zu tief fassen. Und damit keine Knickung der Ureteren durch Verziehung erfolgt, darf man die puborektalen Muskelränder nicht zu stark in die Mittellinie hereinziehen.

Gesetzt aber, wir könnten so jede Ureterengefahr vermeiden, bleibt immer noch, daß die Mortalität und Morbidität der Einnähungsinterposition beträchtlich größer ist als bei der Interposition ohne Einnähung. Wir haben dieselbe daher gerne wieder aufgegeben, als wir Mittel und Wege fanden, den von uns mit der Einnähung angestrebten Zweck, d. i. die Einheilung des Uteruskörpers im richtigen Niveau zum Hiatus genitalis, in einfacherer und ungefährlicherer Weise zu erreichen.

IX. Blasenleistennaht und Scheidenspangennaht.

Daß die Schautasche Peritonealanheftung für die dauernde Verhinderung der Retraktion des Uteruskörpers nicht viel taugt, da der Blasenperitoneallappen zu dehnbar und zu zerreißlich ist, haben wir schon erwähnt (S. 27). Ganz etwas anderes ist es aber, wenn man die parametrane Blasenleiste auf den interponierten Uterus aufnäht. Wie oben gezeigt, bildet dieselbe ja die hintere Grenze des Interpositionsbettes. Da gibt es kein Nachgeben und kein Zerreißen, da die Blasenleiste speziell bei Prolapsen sehr kräftig entwickelt zu sein pflegt. Das Aufnähen der Blasenleiste auf die hintere Uteruswand (in den Tabellen mit „Bll" bezeichnet) gewährleistet das sichere Verbleiben des Uteruskörpers im Interpositionsbette (Abb. 13).

Ist so einerseits ein Sichretrahieren des Uteruskörpers aus dem Interpositionsbette ausgeschlossen, so erlaubt die Blasenleistennaht anderseits, den Uteruskörper so tief in das Interpositionsbett hineinzudrücken und zu versenken, daß auch ein Prominieren desselben gegen die Vagina ausgeschlossen ist. Die Blasenleistennaht hält den hiefür nötigen Druck leicht aus.

Natürlich muß man beim Annähen der Blasenleiste die Größe des Uteruskörpers berücksichtigen: Je größer dieser ist, desto höher an der Hinterfläche des Uterus muß die Anheftung erfolgen. Sonst könnte es sich ereignen, daß der Uteruskörper im Interpositionsbett, selbst bei sehr starkem Hineindrücken, keinen Platz findet.

Bedeutet somit die Blasenleistennaht eine wesentliche Verbesserung der modifizierten Technik, so bleibt als Vorzug der Originaltechnik noch immer, daß sie die einfacheren Wundverhältnisse setzt. Deshalb sind wir schließlich zur Originaltechnik zurückgekehrt, nachdem wir darauf gekommen waren, daß es sehr leicht ist, bei ihr den Uteruskörper wie bei der modifizierten Technik völlig mit Scheidenhaut zu bedecken. Man braucht nur (Abb. 24) auf den Längsschnitt der Originaltechnik ss' einen Querschnitt qq', also parallel zum queren Cöliotomieschnitt cc', aufzusetzen, wodurch bei der Ablösung der Scheide (Abb. 25) zwei flügelartige

Lappen entstehen (ss′ q und ss′ q′). Mit diesen beiden Lappen kann der interponierte Uterus völlig gedeckt werden, wenn man die Ecken derselben s′s′ durch eine Naht mit c″ vereinigt und von hier aus nach beiden Seiten hin noch einige Nähte

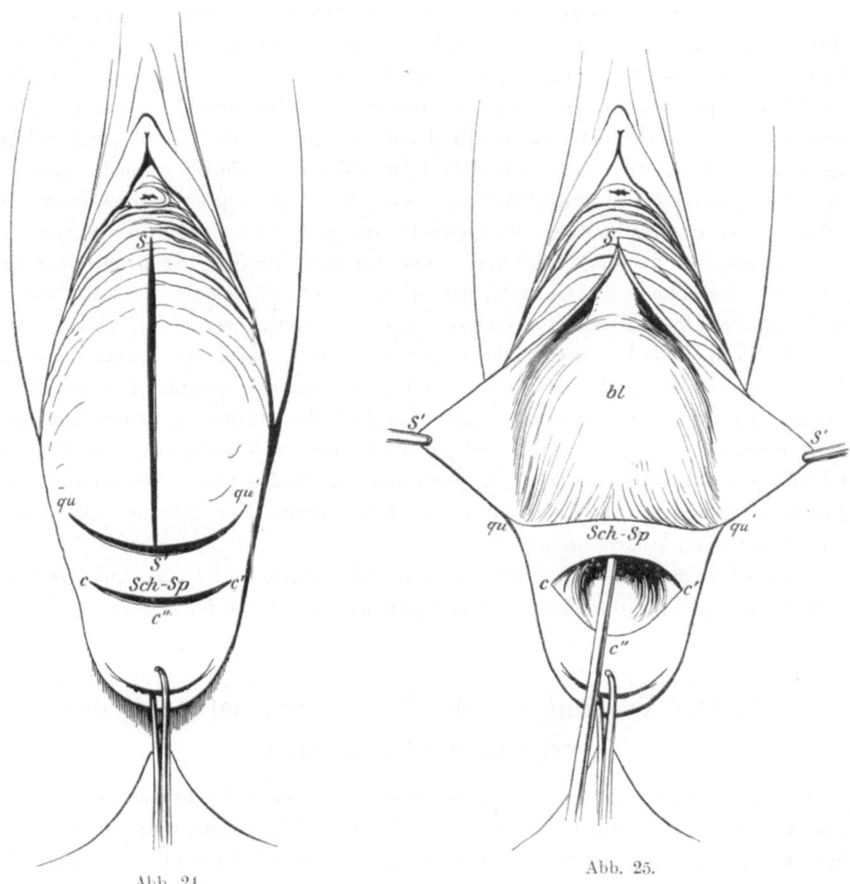

Abb. 24. Abb. 25.

Abb. 24 und 25. Schnittführung und Lappenbildung behufs Interposition mit „Scheidenspangennaht". Schsp = Scheidenspange. bl = Blase. cc′ = querer Cöliotomieschnitt.

anlegt. Es verbleibt nur jederseits infolge des Ausfalles der Scheidenspange Schsp ein kleiner offener Zwickel. Die Scheidenspange Schsp und die mit ihr in intaktem Zusammenhange gebliebene parametrane Blasenleiste (Abb. 34) umschließt das Collum des eventrierten Uterus. Man braucht wegen des Ausfalles dieser Scheidenspange keine Schwierigkeit bei der Bedeckung des interponierten Uteruskörpers zu befürchten:

Infolge der zystokelischen Dehnung der vorderen Scheidenwand ist reichlich Material vorhanden. Man nehme zu diesen Nähten Catgut, denn es pflegt nachträglich schwierig zu sein diese Nähte abzunehmen.

Nachdem wir einmal soweit gekommen waren, haben wir auch die nicht immer leicht auszuführende Einengungsnaht der Originaltechnik aufgegeben und haben in Analogie zur Blasenleistennaht die Scheidenspange an der hinteren Uterusfläche fixiert (Abb. 34). Wie bei der Aufnähung der Blasenleiste muß man auch hier darauf achten, die Scheidenspange in der richtigen Höhe der hinteren Uteruswand festzulegen, damit das Interpositionsbett nicht zu klein und nicht zu groß werde. Durch die Scheidenspangenaufnähung wird nicht nur dem Uteruskörper unmöglich gemacht, sich aus dem Interpositionsbette zurückzuziehen, sondern erhält auch letzteres einen Abschluß gegen das parametrane Bindegewebe und gegen das Cavum peritoneale.

Ebenso wie die Blasenleistennaht gestattet auch die Scheidenspangennaht eine sehr tiefe Versenkung des Uteruskörpers in das Interpositionsbett, wodurch wie bei jener ein Prominieren des Uteruskörpers gegen die Vagina vermieden wird.

In bezug auf die Unmöglichkeit der Retraktion, resp. des Prominierens des Uteruskörpers ist die Blasenleistennaht mit der Scheidenspangennaht gewiß gleichwertig. In bezug auf den postoperativen Verlauf aber dürfte die Scheidenspangennaht überlegen sein, und zwar aus jenen Gründen, aus denen eben die Originaltechnik der modifizierten Technik überlegen ist (vollständiges Getrenntsein des Interpositionsbettes vom Cöliotomiekanal, Verhinderung der Bildung von Nischen und Buchten im Interpositionsbett).

Es ist begreiflich, daß durch die Blasenleistennaht und noch mehr durch die Scheidenspangennaht die Einnähungsinterposition so gut wie überflüssig wurde.

X. Die Vereinigung der Portio vaginalis mit den Sacrouterinligamenten.

So zufrieden wir mit den mechanischen Erfolgen sowohl der Einnähungsinterposition als der Interposition mit Blasenleistennaht resp. Scheidenspangennaht waren, vor der oben (S. 44) beschriebenen Abknickung des Collums schützen alle diese Methoden nicht. Diese Abknickung ist aber nicht selten der Anfang eines Rezidivs. Dieselbe zu verhindern, war daher das anzustrebende Ziel. Wie bekannt, bleiben in dieser Beziehung noch so gute und ausgiebige Dammplastiken häufig ohne Erfolg. Desgleichen müssen Einheilungen der Portio vaginalis im hinteren Scheidengewölbe und Verödung des Douglas resultatlos bleiben, da hinteres Scheidengewölbe und Douglasperitoneum der sich senkenden Portio vaginalis ohne besonderen Widerstand folgen. Dasselbe gilt, da die Sacrouterinligamente zu hoch, nämlich an der Grenze zwischen Corpus und Collum entspringen, von der Verkürzung derselben. Einzelne Operateure (z. B. Stöckel, Halban) halfen sich in der Weise, daß sie das Collum amputierten.

Die Lösung des Problems war gefunden, als ich darauf kam, die Portio vaginalis an die Sacrouterinligamente anzunähen. Bei der Ausführung der Interposition, wenn der Uteruskörper maximal vorgezogen ist, sind letztere bequem zugänglich und es ist leicht, die Portio vaginalis in den eröffneten Douglas hineinzudrücken (Abb. 26) und an resp. zwischen die Sacrouterinligamente zu bringen und an denselben zu fixieren. Wonach die Öffnung im hinteren Scheidengewölbe und im Peritoneum des Douglasbodens geschlossen wird, so daß die Portio vaginalis wieder intravaginal liegt. So entstand die Suspension der Portio vaginalis (Arch. f. Gyn. Bd. 103), in unseren Tabellen mit Sp bezeichnet.

Die Reihenfolge der einzelnen Akte der Suspension in Kombination mit der Interposition ist folgende:

1. Eröffnung des Douglas mittels Querschnitt.

2. Lappenbildung an der vorderen Scheidenwand (behufs Ausführung der Interposition mit Blasenleisten- oder Scheidenspangennaht), Eröffnung der Plica vesico-uterina und Eventrierung des Uteruskörpers.

3. Der eventrierte Uteruskörper wird maximal vorgezogen und die Portio vaginalis von der Scheide aus in den Douglas hineingedrückt, und zwar so weit, daß die hintere Lippe zwischen den beiden Sacrouterinligamenten sich befindet (Abb. 26 u. 27).

4. Nun wird jedes Sacrouterinligament für sich mit der hinteren Lippe vereinigt (Abb. 28 u. 29). Die Portio vaginalis hängt sicherer, wenn sie mit jedem Sacrouterinligament separat vereinigt ist, als wenn sie, wie im Arch. f. Gyn. Bd. 103 beschrieben, an den in der Mittellinie zusammengezogenen Sacrouterinligamenten befestigt wird.

5. Die Öffnung, durch welche die Portio vaginalis hineingedrückt worden ist, wird nun in der Weise geschlossen, daß man die hintere Scheidenwand über die hintere Lippe der suspendierten Portio vaginalis herüberzieht und an derselben wieder annäht. Bei entsprechender Mobilisierung der Schleimhaut der hinteren Lippe gelingt dies auch bei starker Induration der hinteren Scheidenwand und beträchtlicher Hypertrophie der Portio. So kommt die Portio vaginalis wieder in die Scheide zu liegen. Darüber Naht des Peritoneums, welches sich bei entsprechender Mobilisierung am Douglasboden leicht herüberziehen läßt.

6. Einpassung des eventrierten Uteruskörpers in das Interpositionsbett und die weiteren Akte der Interposition.

Die Wirkung dieser Operation ist bei der Untersuchung unmittelbar post operationem in die Augen springend: Die Portio vaginalis ist nach hinten gerichtet, von einer Abknickungstendenz der Zervix ist keine Rede. Die hintere Scheidenwand ist stark gestreckt. Das hintere Scheidengewölbe hat nicht mehr die frühere Tiefe.

Da es bei ganz hochgradigen Prolapsen wünschenswert erscheinen kann, die Portio vaginalis noch stärker zu heben und die hintere Scheidenwand noch stärker zu strecken, sind wir dann darauf gekommen, die Suspension derart auszuführen, daß wir die Portio vaginalis zwischen den Sacrouterinligamenten emporhoben und letztere an der vorderen Fläche der Portio vaginalis fixierten (in unseren Tabellen

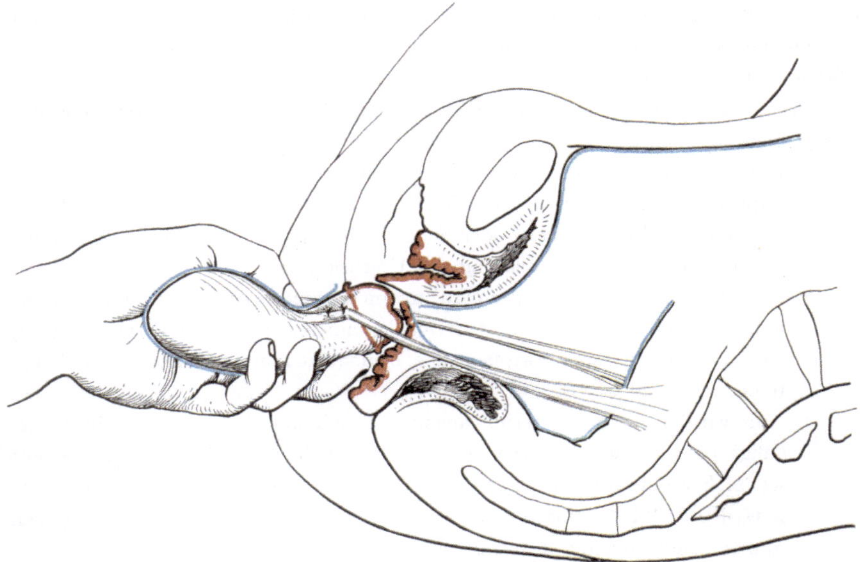

Abb. 26. Der Uteruskörper vorne luxiert und maximal vorgezogen, die Portio vaginalis in den Douglas gedrückt, so daß in die hintere Lippe derselben ein Häckchen eingesetzt werden kann.

Man beachte die Haltung der Hand: der Daumen drückt von oben auf den Isthmus uteri, wodurch das Kollum sich vom Corpus abknickt. Zeige- und Mittelfinger drücken von unten auf die Portio, so daß dieselbe in den vorher eröffneten Douglas hineingepreßt wird.

mit Sp^v bezeichnet). Die Sacrouterinligamente schlingen sich dann beiderseits um die Zervix und gelangen so unter der Basis der Parametrien an die vordere Fläche der Zervix, woselbst sie angenäht werden (Abb. 30, 31). Und wenn man schließlich soweit geht, daß man die beiden Sacrouterinligamente an der vorderen Fläche der Zervix miteinander vereinigt (Abb. 32, 33), so liegt letztere auf der Vereinigungsstelle jener auf (Auflagerungssuspension resp. Auflagerung schlechtweg. Zentralbl. 1916, Nr. 1), in unseren Tabellen mit Sp^a bezeichnet. Die völlige Vereinigung der beiden Sacrouterinligamente vor der Portio vaginalis setzt natürlich eine

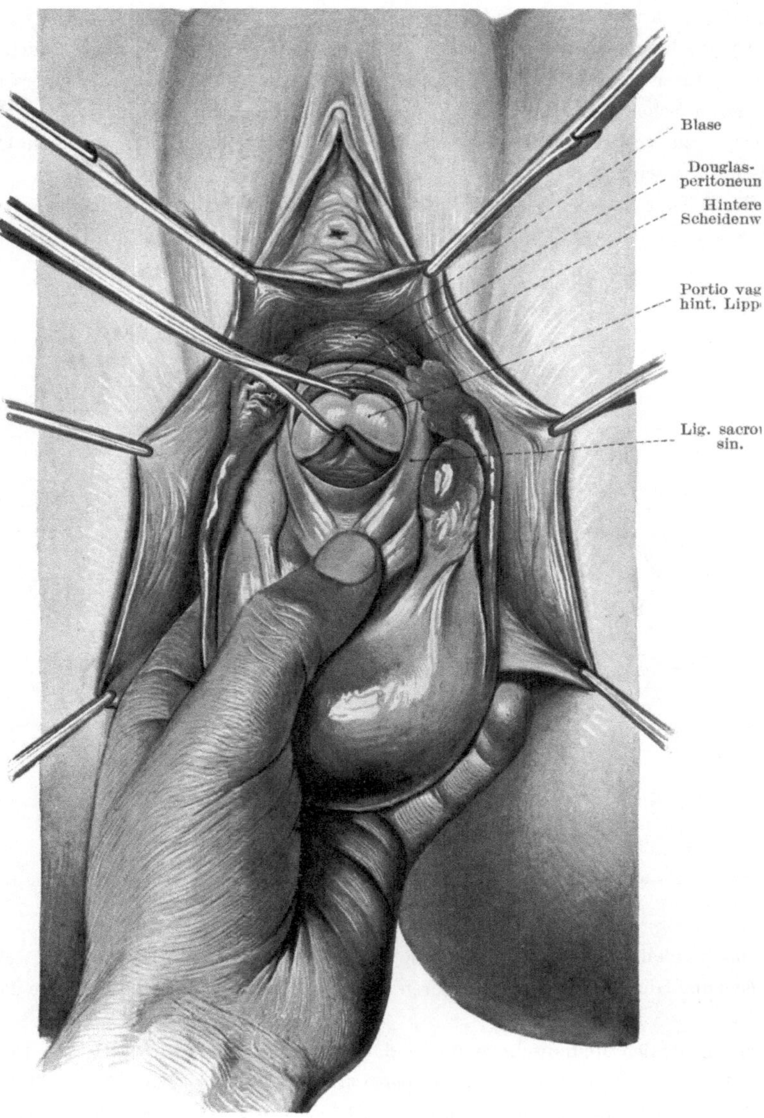

Abb. 27. Erklärung wie zu Abb. 26.

Erschlaffung und Dehnung der Sacrouterinligamente voraus, wie sie nur bei ganz hochgradigen Prolapsen vorhanden ist.

Natürlich müssen die Sacrouterinligamente, indem sie das Collum seitlich umschlingen, unter die Scheidenhaut eingebettet werden, wozu nötig ist, den Querschnitt im hinteren Scheidengewölbe (Akt 1) nach beiden Seiten bis auf die vordere Wand der Zervix zu verlängern, so daß er eventuell beiderseits in den vorderen Cöliotomieschnitt übergeht.

Die Wirkung dieser Auflagerungssuspension ist noch stärker als die der gewöhnlichen Suspension. Das Collum wird noch stärker gehoben und die hintere Scheiden-

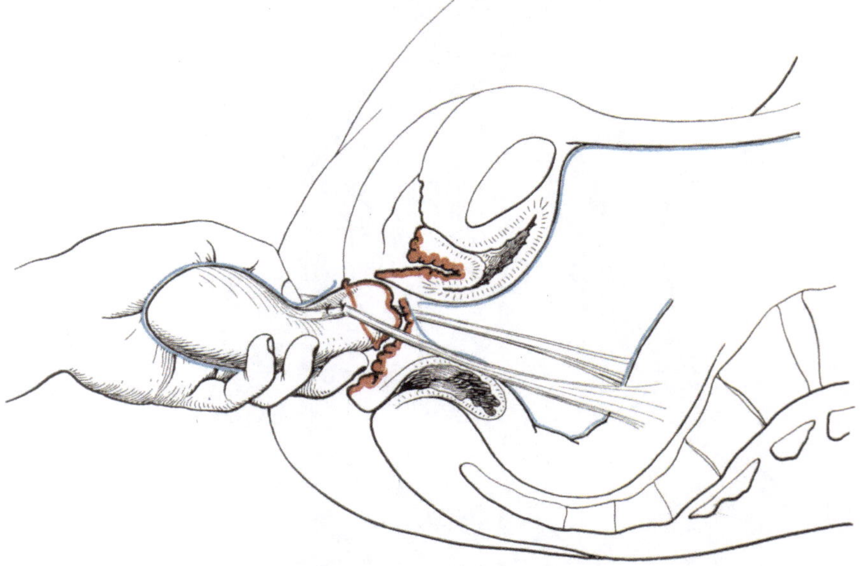

Abb. 28. (Fortsetzung Abb. 26).

Die Portio vaginalis befindet sich nunmehr zwischen den beiden Sacrouterinligamenten und wird an denselben jederseits durch einige Nähte befestigt.

wand noch mehr gestreckt. Man merkt dies an dem kräftigen Zug, welcher nötig ist zum Herüberziehen der hinteren Scheidenwand über die aufgelagerte Portio vaginalis.

Am sagittalen Medianschnitt durch das Becken so operierter Fälle von Prolaps ist die Wirkung dieser Auflagerungssuspension sehr deutlich (Abb. 34 u. 19). Man beachte die starke Anteverticrung des Uteruskörpers und die energische Hebung der Portio vaginalis. Von den Sacrouterinligamenten, die hier an der vorderen Fläche des Collums vollständig zusammengezogen wurden, ist nur die Umbiegungsstelle des

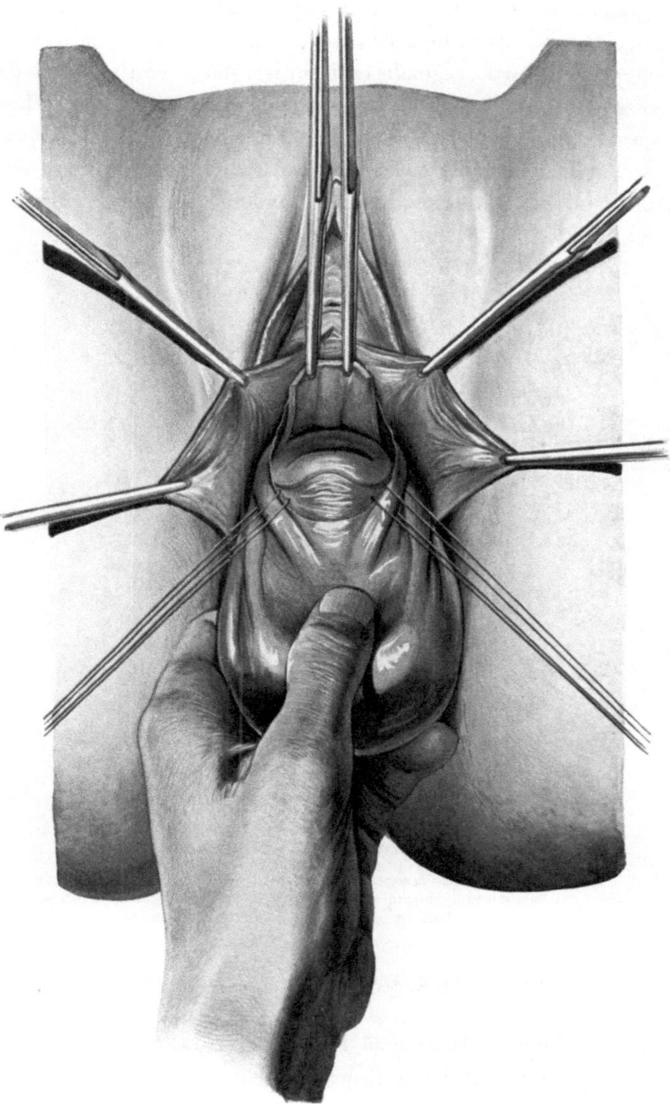

Abb. 29. Erklärung wie zu Abb. 28.

rechtsseitigen Ligamentum sacrouterinum zu sehen. Das hintere Scheidengewölbe ist fast völlig ausgeglichen. Abbildung 20 zeigt dasselbe Präparat wie Abbildung 19, nachdem das Collum samt Portio vaginalis entfernt ist; dieselben sind durch die punktierten Linien angedeutet. Man überblickt hier den ganzen Verlauf des rechtsseitigen Ligamentum sacrouterinum, wie sich dasselbe von seinem uterinen Ursprung weg um die Basis des Parametriums herumschlingt, um sich an der vorderen Fläche des Collums mit dem Ligamentum sacrouterinum der anderen Seite zu berühren, worauf

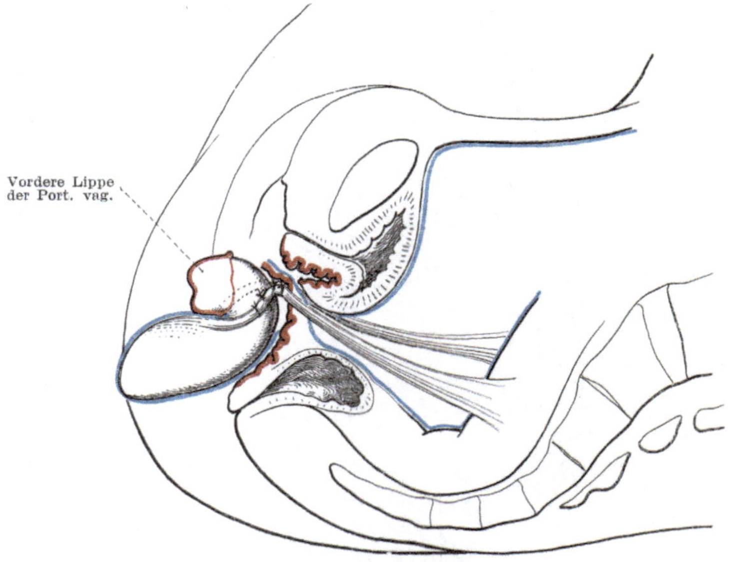

Abb. 30. (Fortsetzung zu Abb. 26 u 28).

Die Portio vaginalis ist vollends in den Douglas gezogen, zwischen den Sacrouterinligamenten emporgehoben und nach vorne umgelegt, worauf die Sacrouterinligamente seitlich vorne am Collum angenäht werden. Läßt man die Portio vaginalis aus, so legt sie sich auf die Sacrouterinligamente auf.

es scharf zurückbiegend zur hinteren und seitlichen Beckenwand verläuft, daselbst ausstrahlend.

Sehr instruktiv ist auch Abbildung 35, die dem Präparate eines Falles entspricht, in welchem die Interposition mit der Auflagerungssuspension Sp[a] kombiniert worden war. Bei der Aufsicht von oben sieht man selbstverständlich vom Uteruskörper gar nichts, er ist vollkommen überlagert von der Blase. Das Peritoneum ist mittels der Schautaschen Peritonealanheftung an der hinteren Zervixwand fixiert. Die hintere Lippe der stark gehobenen Portio vaginalis markiert sich deutlich als starke Prominenz und das Peritoneum des Douglasbodens ist an der hinteren Zervixwand

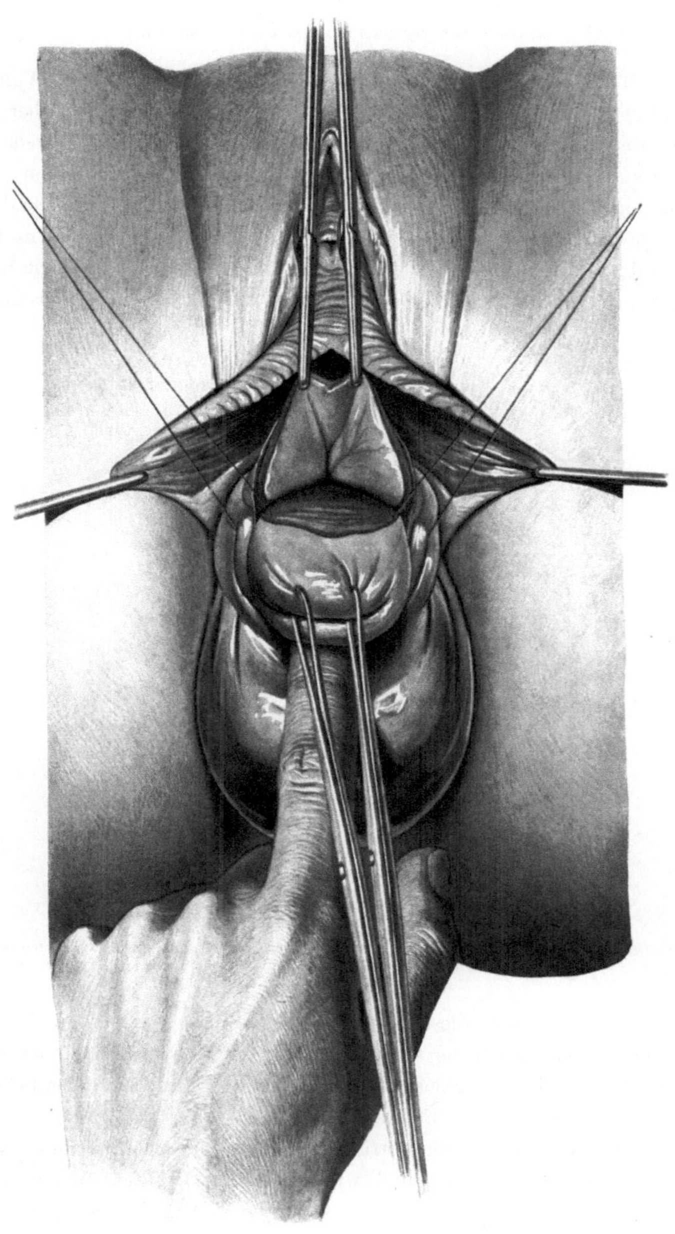

Abb. 31. Erklärung wie zu Abb. 30.

Nur ist hier die hintere Scheidenwand mit zwei Klemmen hochgezogen, um nach Loslassen und Sichwiederzurück-legen des Collums über die Portio vaginalis herübergezogen und an ihrer früheren Insertion festgenäht zu werden.

fixiert, ungefähr 1 cm unterhalb der Schautaschen Peritonealanheftung. Von dem uterinen Ursprung der Sacrouterinligamente ist nichts zu sehen, wohl aber sieht man die Sacrouterinligamente zu beiden Seiten der Zervix aus der Scheide auftauchen und in stark divergierenden Bögen zur hinteren Beckenwand ziehen.

In Abbildung 36 haben wir versucht, den Effekt der Interposition und Auflagerungssuspension mit möglichster Plastik darzustellen; es handelt sich natürlich um ein aus der Phantasie dargestelltes Bild. Die Art der Interposition, die hier in Anwendung gebracht erscheint, ist die modifizierte Technik mit Blasenleistennaht.

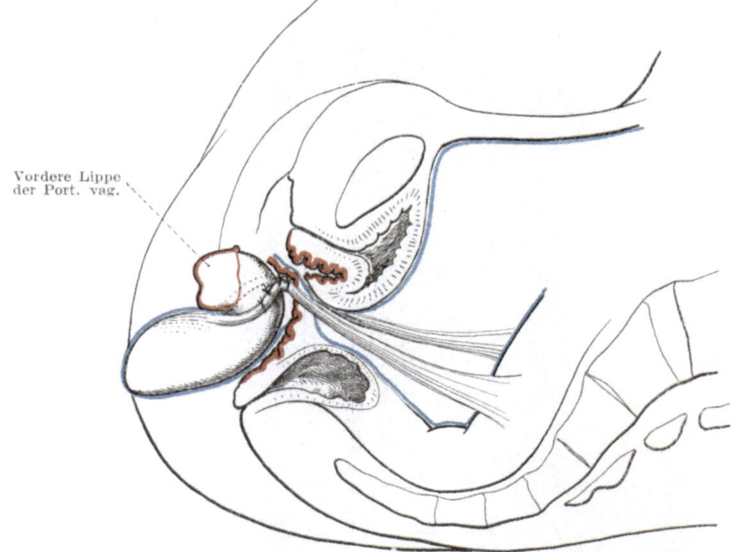

Abb. 32. Erklärung wie zu Abb. 30 (siehe Abb. 26, 28, 30).
Nur werden hier die beiden Sacrouterinligamente in der Mittellinie miteinander vereinigt, so daß die sich wieder nach
hinten zurücklegende Zervix wie in einer Schlinge ruht.

Für denjenigen, der die Technik dieser Operation (siehe oben) studiert hat, bedarf es keiner besonderen Erläuterungen der Abbildung. Nur darauf sei speziell aufmerksam gemacht, daß nach der Auflagerungssuspension die Sacrouterinligamente das Scheidengewölbe eine allerdings ganz kurze Strecke durchsetzen.

Daß man bei der Suspension die Portio vaginalis, wenn auch nur ganz vorübergehend, in den Douglas hineinziehen muß, wird manchem Operateur unsympathisch erscheinen und auch wir selbst waren anfangs von einem solchen Gefühl geleitet und versuchten, ob es nicht möglich wäre, die Suspension der Portio vaginalis vom hinteren Scheidengewölbe aus vorzunehmen. Wenn man, sagten wir uns, vom hinteren

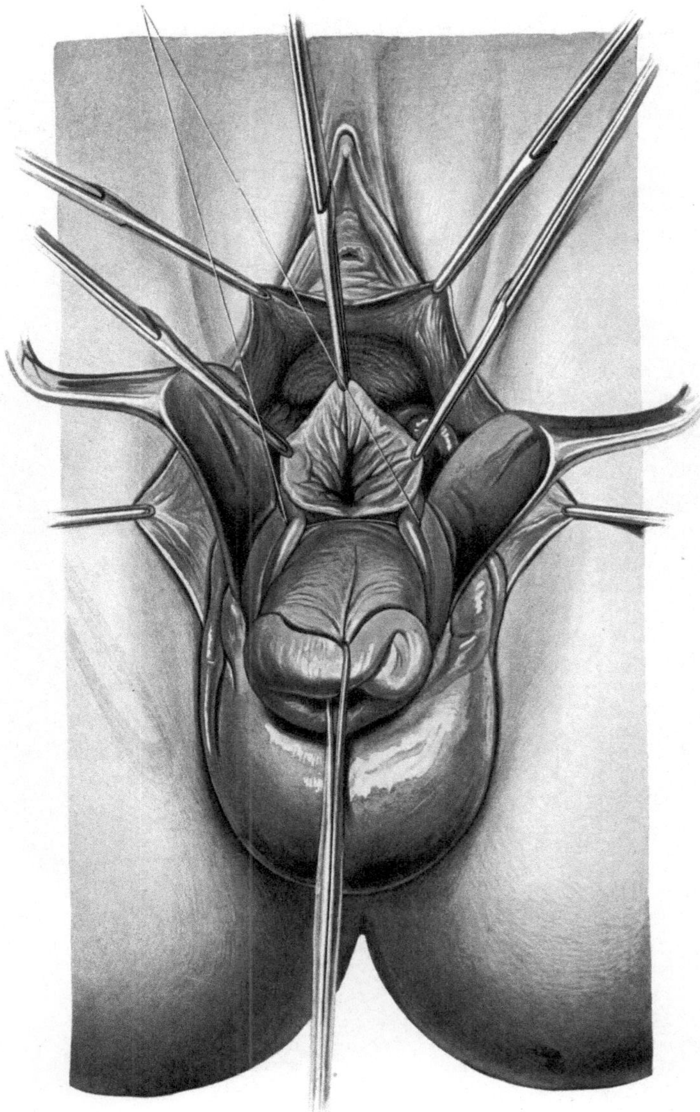

Abb. 33. Erklärung wie zu Abb. 32.
Die beiden Sacrouterinligamente werden in der Mittellinie zusammengezogen. Dahinter das Scheidenrohr mit 3 Klemmen emporgezogen.

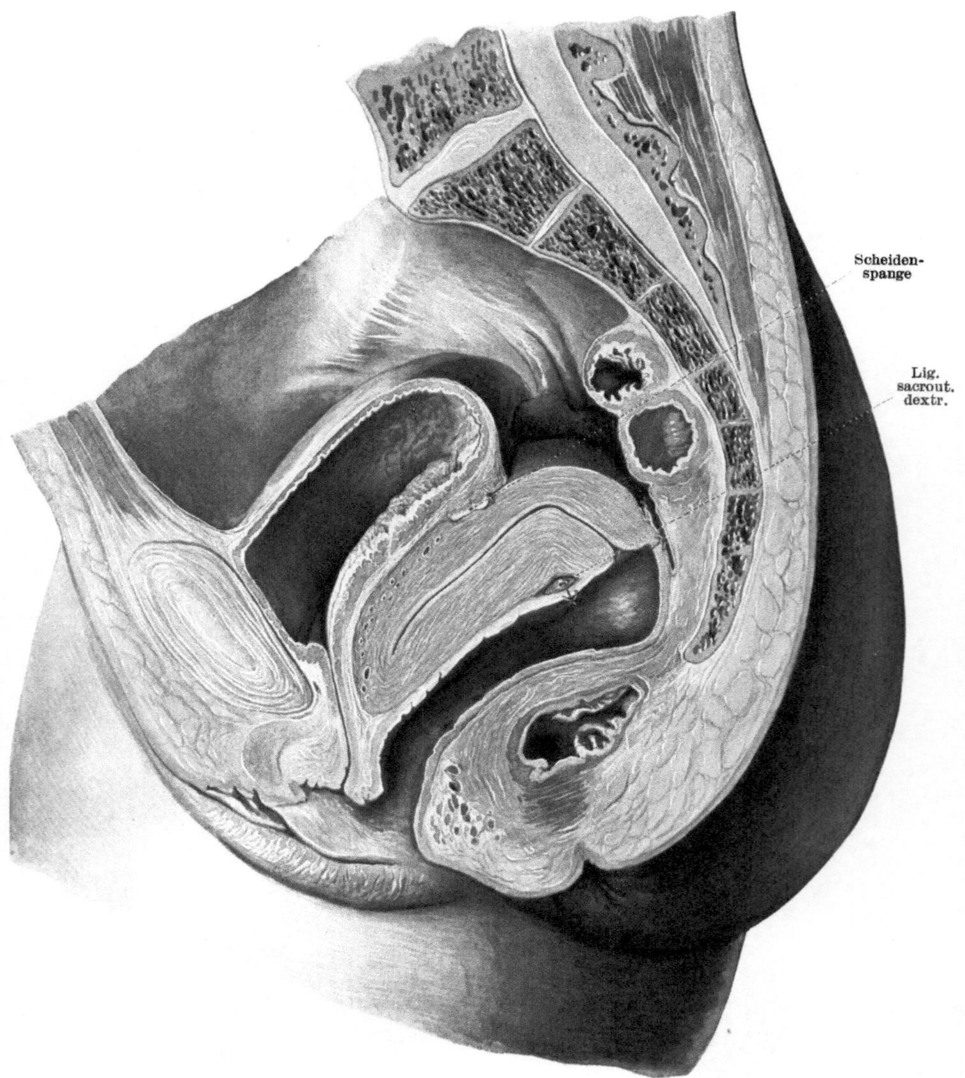

Abb. 34. Medianer Sagittalschnitt nach Interposition mit Scheidenspangennaht und Suspension (Sp^a).
Man sieht am Rücken des Uterus, etwa an der Grenze zwischen Corpus und Collum, die Scheidenspange mit Blasenleiste. An der vorderen Zervixwand sieht man die Schlinge des rechten Sakrouterinligaments.

Scheidengewölbe aus die Sacrouterinligamente erfaßt, vorzieht und vor dem Collum miteinander vereinigt, dann mußte der mechanische Effekt doch ungefähr der nämliche sein. In der Tat lassen sich die Sacrouterinligamente vom hinteren Scheidengewölbe nach Eröffnung des Douglas erfassen (Abb. 37) und bei genügender Erschlaffung auch etwas vorzieben, aber ihre Vereinigung vor dem Collum gelingt in manchen Fällen überhaupt nicht und, wenn sie gelingt, meist nur mit sehr bedeutender Spannung (siehe unsere Tabellen Fälle Sp^{ah}). Das kommt davon, daß man die Sacrouterinligamente nicht genügend weit hinten erfassen kann, weshalb die Anteile, welche zur Umschlingung des Collums dienen, zu kurz sind, um vor dem Collum miteinander vereinigt werden zu können.

Dasselbe gilt, allerdings in etwas geringerem Grade, für die Versuche, die Auflagerungssuspension vom hinteren Scheidengewölbe aus derart zu bewerkstelligen, daß wir die Sacrouterinligamente nicht unterhalb der Basis der Parametrien nach vorne führten, sondern durch ein stumpf gebohrtes Loch durch die Parametrien hindurchzogen, um sie so an die vordere Fläche des Collums zu bringen (siehe Tabelle Sp^{ad}).

Es ist interessant, daß ungefähr zur selben Zeit, als meine erste Publikation über die Suspension der Portio vaginalis erschien, Steffeck in der Zeitschr. f. Geb. u. Gyn. (Bd. 75, S. 227) erwähnt, daß er in einigen Fällen bei der Ausführung der Interposition behufs Streckung und Hebung der hinteren Vaginalwand das hintere Scheidengewölbe an den Sacrouterinligamenten befestigte. Wenn dieses Vorgehen auch nicht mit der Suspension der Portio vaginalis selbst konkurrieren kann, so ist doch klar, daß sich hiermit Steffeck auf dem richtigen Weg befunden hat.

Man darf das Prinzip unserer Suspension der Portio vaginalis keineswegs verwechseln mit den Operationen, die auf Verkürzung der Sacrouterinligamente ausgehen. Der Zweck der Suspension ist, die Abknickung des Collums vom interponierten Corpus uteri zu verhindern. Die auf Verkürzung der Sacrouterinligamente ausgehenden Operationen aber beeinflussen die Stellung des Collums kaum, weil die Sacrouterinligamente an der Grenze zwischen Collum und Corpus entspringen. Nur wenn die Verkürzung der Sacrouterinligamente so ausgeführt wird, daß mit ihr eine Verlegung ihrer uterinen Insertion portiowärts einhergeht, dann tritt auch hier ein Einfluß auf die Stellung des Collums zutage. Bovée (Amer. Gyn. Juli 1912) scheint der erste gewesen zu sein, der die Verkürzung der Sacrouterinligamente in solcher Weise auszuführen versuchte. Jellet (Surg., Gyn. and Obst. August 1911, S. 206—208) hat dann 1911 eine solche Operation beschrieben, bei der er vom hinteren Scheidengewölbe aus — ohne Eröffnung des Peritoneums! — die Sacrouterinligamente erfaßte, von ihrer uterinen Insertion abschnitt und vor der Zervix miteinander vereinigte. Er rühmt die Wirkung dieser Operation bei Prolapsen, wenn sie in Kombination mit der Interposition ausgeführt werde. Grad (New York Med. Journ. 1913, März) hat die Methode Jellets

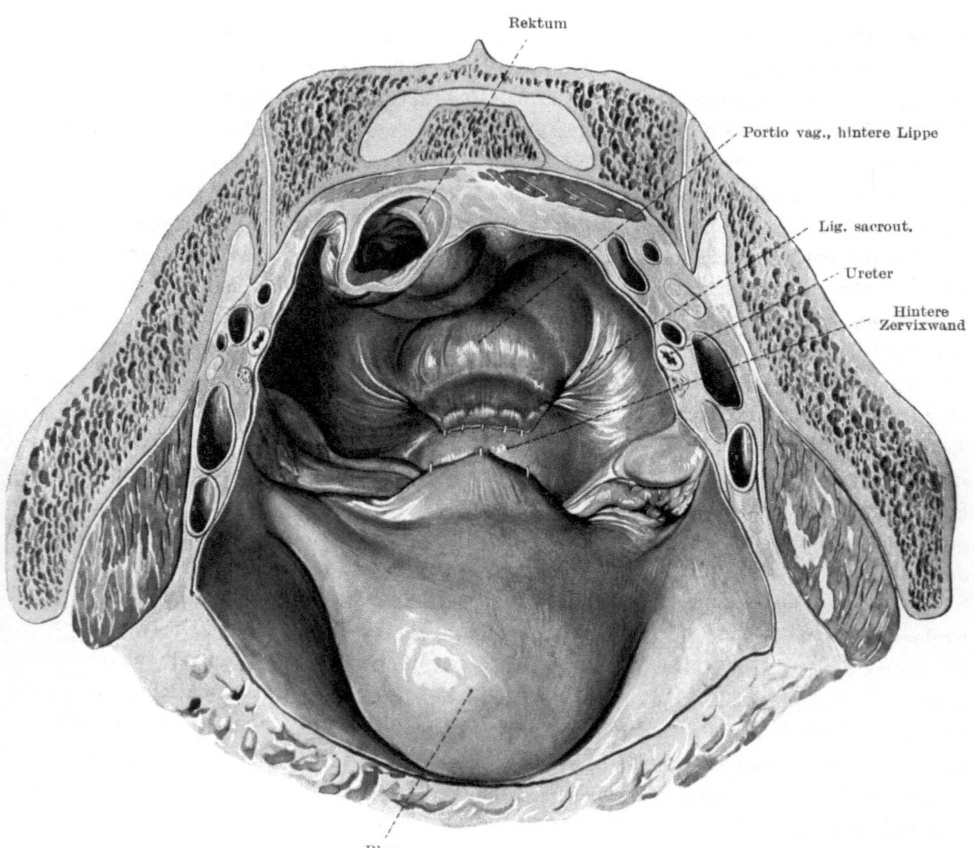

Abb. 35.   Einblick von oben in ein Becken nach Interposition und Auflagerungssuspension (Spa).
(Erklärung siehe Text.)

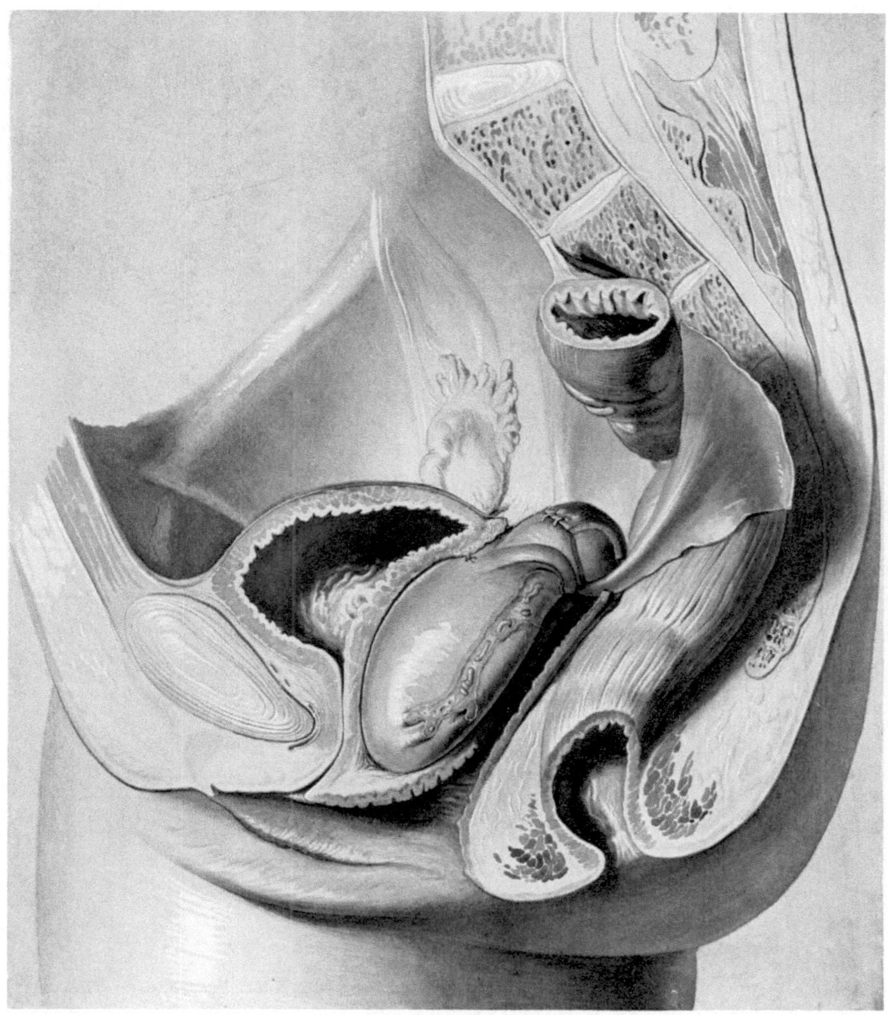

Abb. 36. Topographie nach Interposition (mit Blasenleistennaht) und Auflagerungssuspension (Spa).

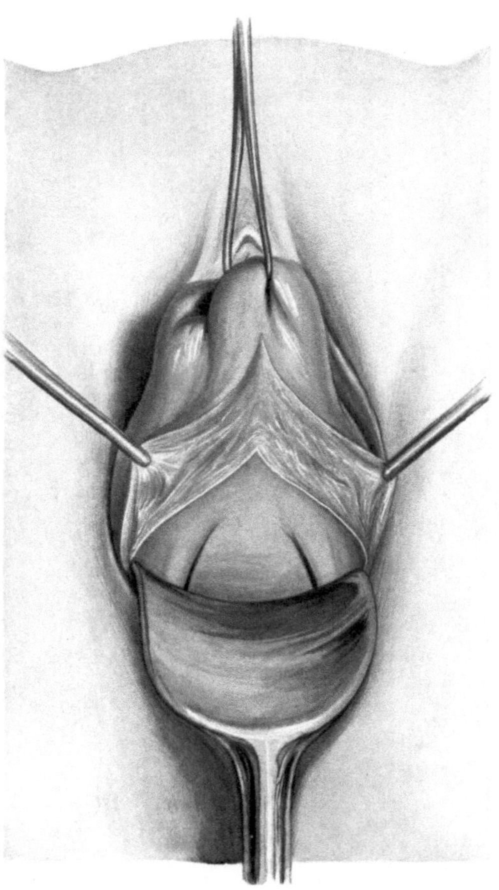

Abb. 37. Sichtbarmachung der uterinen Insertion der Sacrouterinligamente bei Prolapsus:
Die hintere Lippe der Portio vag. ist mit einer Kugelzange gefaßt und emporgezogen, sodann das hintere Scheidengewölbe und das Peritoneum des Douglas eröffnet.

akzeptiert und spricht sich gleichfalls sehr befriedigt aus. Endlich hat G. A. Wagner (Zentralbl. f. Gyn. 1912, Nr. 28) aus meiner Klinik eine Methode der Verkürzung der Sacrouterinligamente beschrieben, bei der er dieselben bei zur Interposition eventriertem und vorgezogenem Uterus erfaßte, von ihrer Insertion abtrennte, durch die ad hoc durchbohrten Parametrien durchführte und vor der Zervix miteinander vereinigte. In ähnlicher Weise scheint Franklin H. Martin (The Journ. of the Amer. Med. Assoc. Bd. 61, S. 1246. Oktober 1913) operiert zu haben. Aber der Einfluß dieser Operationen auf die Stellung des Collums läßt sich nicht vergleichen mit dem Effekt unserer Suspension, durch welche die uterine Insertion der Sacrouterinligamente in zielbewußter Weise an die Spitze des Collums verlegt wird. Daß man hierbei, wenn man will, eine Verkürzung der Sacrouterinligamente erreichen kann, die viel ausgiebiger ist, als wie die mit jenen Methoden erreichte, ist von sekundärer Bedeutung.

Was nun den postoperativen Verlauf betrifft, so muß vor allem hervorgehoben werden, daß wir bei Prolapsen niemals die Suspension allein ausgeführt haben, sondern immer in Kombination mit der Interposition. Es muß also auseinandergehalten werden, was von den Störungen der Interposition und was der Suspension zur Last fällt. Wir führten die Suspension bis zum Abschlusse dieser Arbeit in 262 Fällen aus. Davon starben 16 Fälle, d. i. 6,1%. Im Falle 73 trat der Exitus 39 Tage post op. infolge Perforation eines Ulcus ventriculi ein, in Nr. 84 hatte die Wärterin das Mißgeschick, am 6. Tage post op. bei Verabreichung eines Klysmas den Mastdarm zu durchbohren, in Nr. 110 war die Einnähungsinterposition schuld, indem durch die sogenannten L-Nähte die Ureteren erfaßt und geknickt worden waren, in Nr. 221 und 275 erfolgte 7 resp. 8 Tage post op. eine tödliche Embolie der Pulmonalarterie, ein Ereignis, das wohl ebenfalls eher auf die Interposition zurückgeführt werden muß als auf die Suspension, bei welcher man nicht einmal in die Nähe größerer Venen kommt. In den Fällen 104 und 391 handelte es sich um Peritonitis infolge Ausfließens von Pyometra-Eiter während der Operation, in Nr. 187 stellte sich infolge von Nephritis ein urämisches Koma ein und in Nr. 119 war der Tod durch Peritonitis erfolgt, ohne daß bei der Operation oder Sektion der Ausgangspunkt festgestellt werden konnte. Fall 305 nimmt eine Sonderstellung ein: es handelte sich um einen irreponiblen Riesenprolaps, der Exitus erfolgte an Peritonitis.

In sechs Fällen (155, 157, 212, 233, 265, 276) wurde Nekrose resp. Dehiszenz des hinteren Scheidengewölbes resp. der Portio vaginalis konstatiert mit daran anschließendem mehr weniger großem Beckenabszeß. In einigen dieser Fälle (212, 265 und 276) war das hintere Scheidengewölbe so hochgradig zerstört, daß die Portio vaginalis direkt in die Abszeßhöhle hineinragte (Abb. 38). In allen diesen Fällen erfolgte mit Ausnahme von Fall 157, wo die plötzlich am 17. Tage p. op. eintretende Embolie der Arteria pulmonalis den Krankheitsverlauf unterbrach, der Exitus an

Postoperativer Verlauf nach den Suspensionsoperationen.

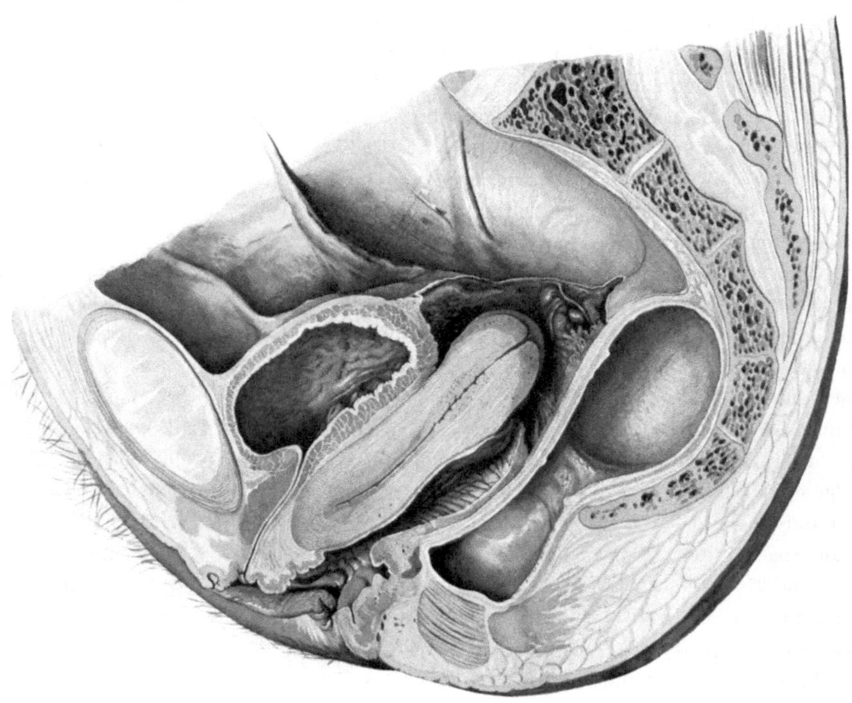

Abb. 38. Nekrose des hinteren Scheidengewölbes nach Spa.

Im Anschlusse an diese Nekrose hat sich ein Beckenabszeß entwickelt, in welchen die Portio vaginalis frei hineinragt.
Der Abszeß erstreckt sich zwischen hintere Vaginalwand und Mastdarm und reicht vorne bis an die Blase heran.
Das Peritoneum über ihm zerstört.

Peritonitis resp. chronischer Sepsis. Im Falle 233 mag wohl auch das Alter der Patientin (69 Jahre), im Falle 265 die Komplikation mit einem mannskopfgroßen, vereiterten Hypernephrom der rechten Niere, deren Entfernung per laparotomiam in derselben Sitzung erfolgte, zum ungünstigen Ausgange beigetragen haben.

In den sechs Fällen mit Beckenabszeß waren dem anatomischen Befund entsprechende klinische Erscheinungen vorhanden gewesen: Abgang von reichlichem, mißfarbigem, übelriechendem Eiter ungefähr vom fünften Tage an, Fieber und peritonitische Symptome. Im Falle 212 war überdies am 16. Tage p. op. der Abgang eines mit mehreren Seidennähten besetzten, nekrotischen Gewebsfetzens beobachtet worden, welcher als die Nahtstelle des hinteren Scheidengewölbes agnosziert wurde. Der

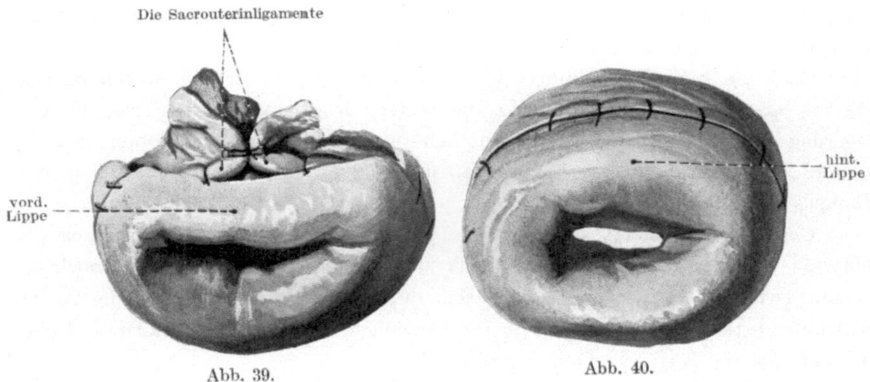

Abb. 39.   Abb. 40.

Abb. 39 und 40. Die nekrotisch abgestoßene Portio vaginalis des Falles 276.

Abb. 39 zeigt dieselbe von vorne mit der mitabgestoßenen Schlinge der beiden Sacrouterinligamente (man sieht die Vereinigungsnähte derselben), Abb. 40 von hinten mit der Linie jener Nähte, welche die hintere Scheidenwand nach vollendeter Auflagerung wieder mit ihrem ursprünglichen Ansatz vereinigte.

explorierende Finger brach bei der Untersuchung nach diesem Ereignis durch ein Loch im hinteren Scheidengewölbe in eine geräumige Höhle und es entleerten sich große Mengen stinkenden Eiters. Im Falle 276 wurde sogar die Portio vaginalis in toto samt der angrenzenden Partie der hinteren Scheidenwand und einem Teile der Sacrouterinschlinge nekrotisch abgestoßen (Abb. 39 u. 40).

Dementsprechende klinische Erscheinungen haben wir auch wiederholt in Fällen beobachtet, die in Heilung ausgingen. Im Falle 165 ging vom sechsten Tage an übelriechendes Sekret ab und einige Tage später wurde hinter dem Uterus Retention von stinkendem Eiter konstatiert und derselbe entleert; am 20. Tage ging ein mit mehreren Seidennähten besetzter, nekrotischer Gewebsfetzen ab. Im Falle 213 bestand vom 7. Tage an übelriechender brauner Fluor, zwei Tage später wurde ein großer, retrovaginaler Eiterherd digital eröffnet und am 19. Tage p. op. ging ein mit

Seidennähten besetzter nekrotischer Gewebsfetzen ab. Im Falle 222 bestand vom 9. Tage ab brauner, übelriechender Fluor und am 13. Tage ging ein nekrotischer, mehrere Seidennähte aufweisender Gewebsfetzen ab. In den Fällen 195 und 226 wurden ebenfalls größere retrovaginale Eiterretentionen eröffnet, nachdem mißfärbiger, stinkender Fluor, Fieber und peritonitische Reizung eingetreten waren; der Abgang von Gewebsstücken wurde hier nicht beobachtet.

Wie waren diese Fälle zu erklären? Bei den ersten derartigen Beobachtungen dachten wir an Infektion des Douglas von der Portio resp. vom Zervikalkanal aus. Allerdings ist der Aufenthalt der Portio vaginalis im Douglas gelegentlich der Operation nur ein ganz vorübergehender. Dagegen sprach aber der Umstand, daß es sich in allen diesen Fällen immer um eine Sp^a handelte, niemals um eine Sp. resp. Sp^v. Auch bei diesen Arten von Suspension aber kommuniziert die Portio vaginalis vorübergehend mit dem Douglas.

Oder die Infektion konnte auch so zustande gekommen sein, daß infolge zu starker Spannung die Nähte, welche die hintere Scheidenwand nach erfolgter Auflagerungssuspension wieder am Collum befestigen, durchschnitten, worauf sich die hintere Scheidenwand retrahierte, so daß die Portio vaginalis nunmehr frei in den Douglas hineinragte.

Gegen diesen Modus spricht aber, daß das Ereignis der Nekrotisierung des hinteren Scheidengewölbes mit anschließendem Douglasabszeß auch dann noch beobachtet wurde, als wir schon gelernt hatten, durch Entgegen-Mobilisierung der Portioschleimhaut jegliche Spannung beim Herüberziehen der hinteren Scheidenwand über die aufgelagerte Portio vaginalis zu vermeiden.

Überdies mußte das so häufige Abgehen von größeren nekrotischen Gewebsstücken auffallen; zweifellos war da eine schwere Ernährungsstörung mit im Spiele, vielleicht sogar das Primäre. Gewißheit darüber, daß die Nekrose das Primäre ist und erst an diese sich die Infektion anschließt, brachte uns erst der Fall 276, in welchem, wie erwähnt, zusammen mit dem hinteren Scheidengewölbe und seinen Nähten das unterste Stück der Portio vaginalis samt einem Teil der Sacrouterinschlinge abging (Abb. 39 u. 40). Es gab da keine andere Deutung als die, daß die Umschlingung der Zervix durch die Sacrouterinligamente zur Nekrose der Portio vaginalis geführt hatte. Damit stimmt auch vollkommen überein, daß man an manchen Präparaten sehen kann, wie sich die Sacrouterinligamente, um von ihrem uterinen Ursprung aus an die Vorderfläche der Portio vaginalis zu gelangen, tief in die Basis der Parametrien einschnüren (Abb. 20, 33, 36). Es ist einleuchtend, daß hierdurch jene Gefäße, welche vom Gebiet der Uteringefäße zum hinteren Scheidengewölbe und zur Portio vaginalis verlaufen, komprimiert werden können, eventuell auch eine Art zirkulärer Abschnürung der Portio vaginalis resultieret.

Wenn wir mit Rücksicht hierauf die Todesfälle nach der Suspension kritisch betrachten, so können wir sagen, daß für die Suspension spezifisch nur jene sechs sind, in welchen ein vom hinteren Scheidengewölbe resp. von der Portio vaginalis ausgehender Abszeß bei der Autopsie konstatiert wurde. Von allen anderen Fällen kann behauptet werden, daß der unglückliche Ausgang mit der Suspension selbst nichts zu tun hat, resp. auf Ursachen zurückzuführen ist, die mit der Suspension als solcher nicht im Zusammenhang stehen.

Aus dieser Erkenntnis ergab sich die Möglichkeit, derartige Ereignisse, welche uns infolge der damit verbundenen Mortalität und Morbidität die Befriedigung an den Resultaten der Suspension wesentlich trübten, zu vermeiden. Man muß nur die Vorsicht beobachten, sobald man während des Zusammenziehens der beiden Sacrouterinligamente vor der Portio vaginalis spürt, daß die dabei entstehende Spannung eine sehr große wird, auf die vollständige Vereinigung der Sacrouterinligamente in der Mittellinie zu verzichten, also statt der Sp^a die Sp^v ausführen.

So kommt es, wie aus unseren Tabellen ersichtlich, daß wir seit geraumer Zeit fast ausschließlich die Sp^v üben, und nur in Fällen mit hochgradigster Erschlaffung der Sacrouterinligamente vereinigen wir dieselben miteinander in der Medianebene. Seither erlebten wir keine vom hinteren Scheidengewölbe ausgehende Störung des postoperativen Verlaufes mehr. Wer ängstlich ist, kann auch prinzipiell auf das völlige Zusammenziehen der Sacrouterinligamente verzichten. Bei Beobachtung dieser Vorsichten gelingt es mit Sicherheit, solche Nekrosen mit ihren gefährlichen Folgen zu vermeiden. In den letzten 136 Fällen (276—412) hatten wir keine derartige Störung mehr; die Mortalität betrug 136 : 3 (d. i. $2,2^0/_0$) und in allen drei Fällen (305, 375, 391) waren besondere Komplikationen vorhanden.

Die Dauerresultate, die wir seit Einführung der Suspension erzielen, sind ganz außerordentliche. Die Stellung der Portio vaginalis bleibt andauernd eine so gute, wie man sie gleich nach der Operation feststellen kann. Ja in einigen Fällen konnten wir bei den Nachuntersuchungen konstatieren, daß die Hebung der Portio vaginalis sich nachträglich sogar noch verstärkt hatte, wohl infolge des Umstandes, daß die stark infiltrierte hintere Scheidenwand erst allmählich wieder weich und dehnbar wurde und sich streckte.

Dauererfolge der Suspension (in Kombination mit Interposition).

Wir haben in der letzten Zeit die mit Interposition und Suspension operierten Fälle, soweit mindestens ein Jahr seit der Operation verstrichen war, nachuntersucht. Von 135 Fällen, die sich bisher persönlich einstellten, resp. Nachricht gaben, sind nur drei rezidiv geworden, und zwar Nr. 51, 195 und 251. In den letzteren zwei Fällen war die Sp^a gemacht worden. In allen drei Fällen wurde das Rezidivieren dadurch ermöglicht, daß die Portio vaginalis sich von den Sacrouterinligamenten löste. Im Falle 195 war wohl eine postoperative Eiterung schuld, die sich nicht nur auf das Interpositionsbett, sondern auch auf das hintere Scheidengewölbe resp. den Douglas erstreckte und ein Nachgeben resp. Auseinanderweichen

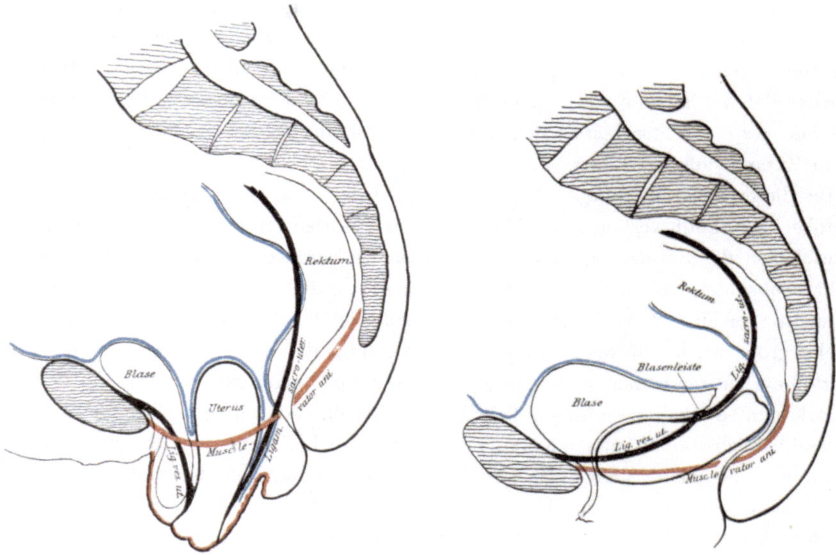

Abb. 41a. Viszerale Leisten und Musc. lev. ani
bei nicht reponiertem Cystokelenprolaps.

Abb. 41b. Viszerale Leisten und Musc. lev. ani
nach Interposition mit Blasenleistennaht.

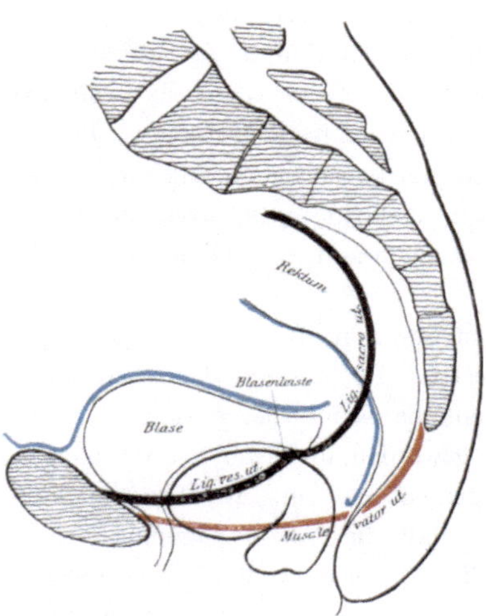

Abb. 41c. Dasselbe wie b, aber mit Abknickung des Collum uteri (beginnendes Rezidiv).

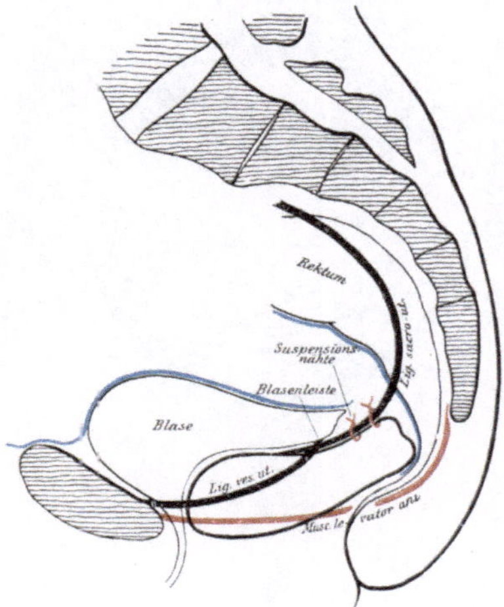

Abb. 41 d. Dasselbe wie b, nur mit gleichzeitiger Suspension der Portio vaginalis.

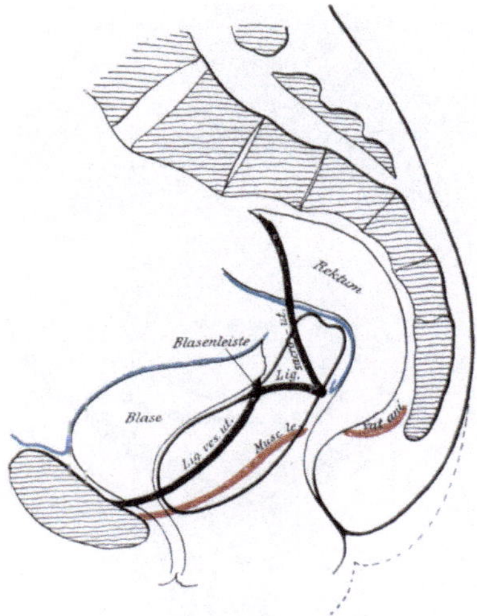

Abb. 41 e. Viszerale Leisten und Musc. lev. ani nach Interposition und Auflagerungs-Suspension (Spa).

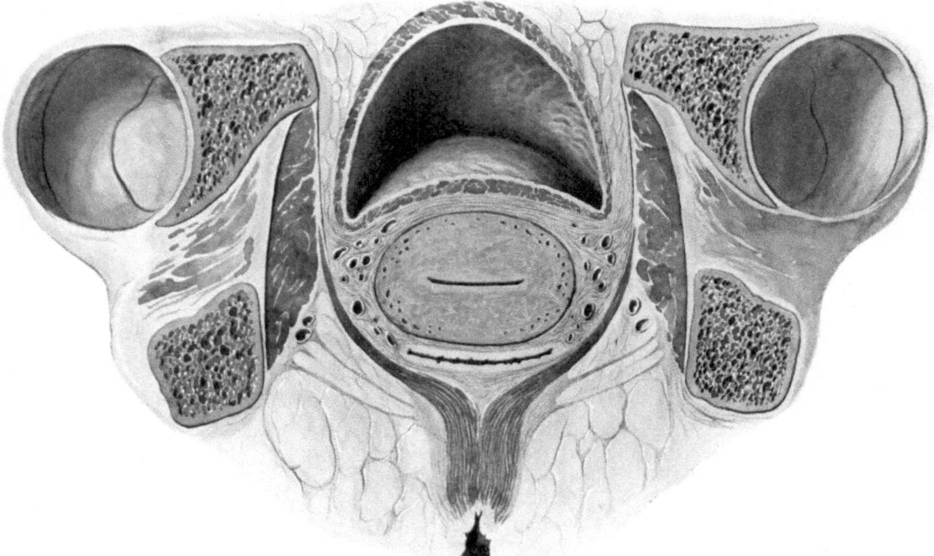

Abb. 42. Frontalschnitt nach Interposition mit Blasenleistennaht, Suspension (Spa) und Dammplastik mit Levatorennaht (siehe beistehende Orientierung).

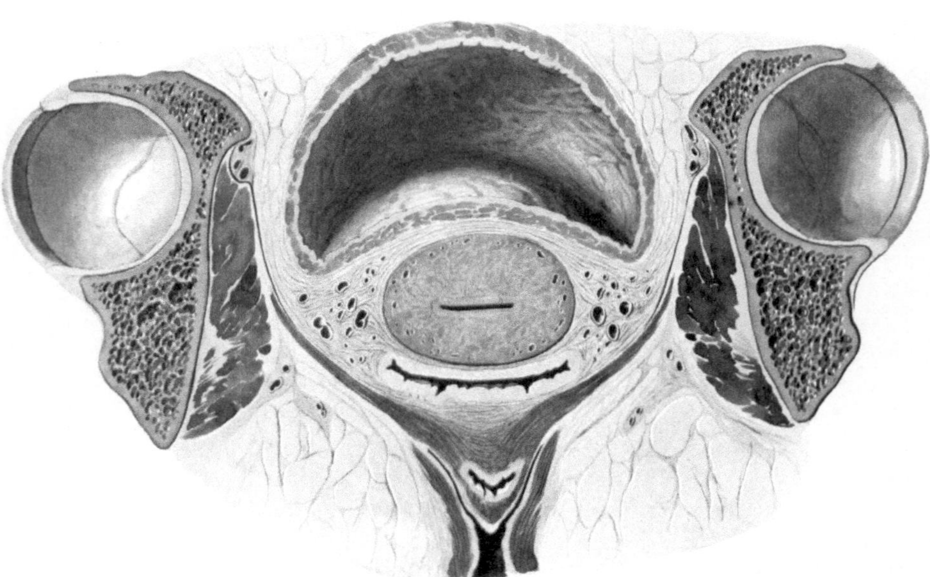

Abb. 43. Dasselbe Präparat. Frontalschnitt etwas weiter hinten (siehe Orientierungszeichnung), Anus getroffen.

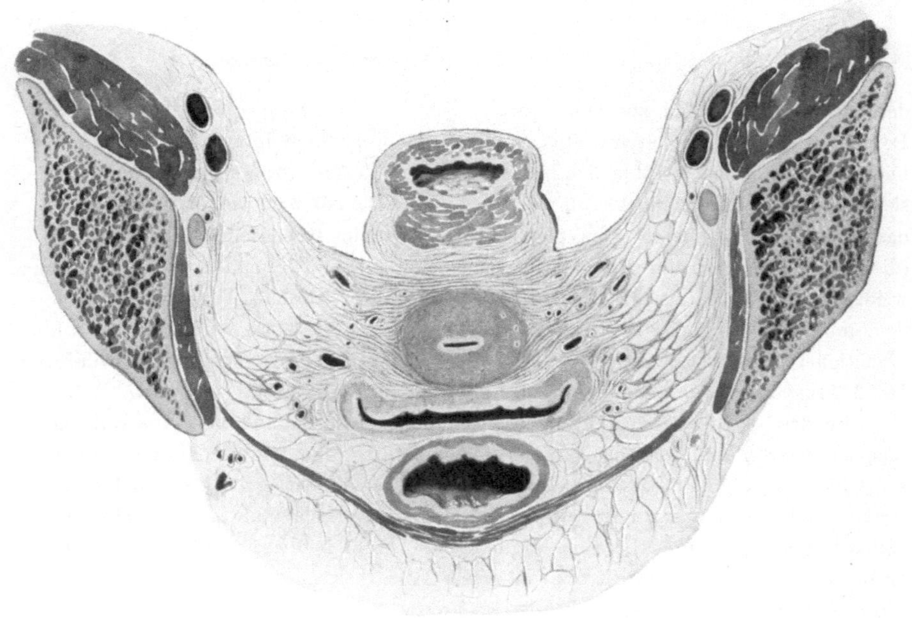

Abb. 44. Dasselbe Präparat (siehe Orientierungsplan).

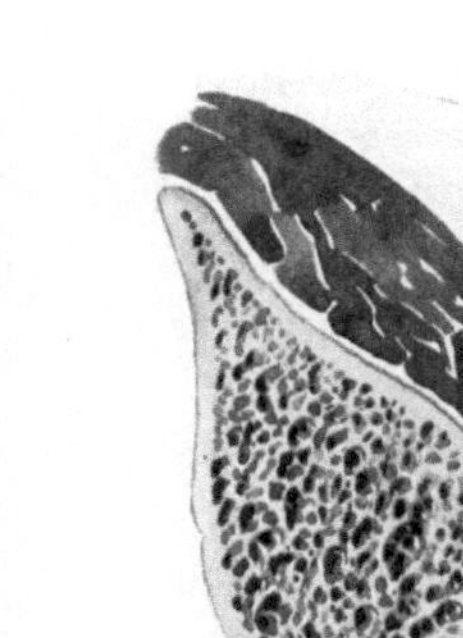

Abb. 45. Dasselbe Präparat (siehe Schnittrichtungsplan).

der Sacrouterinschlingen zur Folge hatte. Schon 5 Wochen p. op. senkte sich die Portio vaginalis gegen den Introitus, während das Corpus im Interpositionsbett verblieben war. Patientin fühlt sich bisher von ihrem Rezidiv so wenig beschwert, daß sie eine Nachoperation entschieden ablehnt. — Im Falle 251 war, wie Patientin angab, das neuerliche Prolabieren ganz plötzlich erfolgt: Beim Heben einer schweren Last (die Frau ist Feldarbeiterin) verspürte sie einen heftigen Riß und der Prolaps war wieder da. Bei der neuerlichen Operation wurde die vordere Vaginalwand über dem im Interpositionsbette verbliebenen Uteruskörper gespalten und letzterer mit Leichtigkeit ausgelöst, worauf die Portio vaginalis neuerdings suspendiert wurde. Der Uteruskörper wurde sodann wieder in das Interpositionsbett versenkt.

Im dritten Falle (Nr. 51) war die „Einnähungsinterposition" durch die einfache Suspension (Sp) ergänzt worden. Die Sp^a und Sp^v übten wir damals noch nicht, sonst hätten wir uns in diesem Falle, in welchem es sich um einen kindskopfgroßen Prolaps mit vollständiger Evertierung auch der hinteren Vaginalwand handelte (der kleine Uterus lag retroflektiert im Vaginalsacke), wohl zu dieser entschlossen. Der Erfolg war durch $3^1/_2$ Jahre trotz schwerster Feldarbeit ein vorzüglicher geblieben. Plötzlich trat — gelegentlich abermaliger schwerer Arbeit — ein Rezidiv ein und der Prolaps schwoll sofort derartig an, daß Patientin selbst die Reposition nicht zustande brachte. Erst nach mehrtägiger Bettruhe in der Klinik und Behandlung mit Umschlägen ging die Inkarzeration zurück und der Prolaps schwoll ab, worauf sich die Portio vaginalis so stark retrahierte, daß sie sich 10 Tage später nicht mehr vorziehen ließ. Der Fundus uteri befand sich hinter dem unteren Symphysenrand, die Blase auf dem Rücken des Uterus. Die Rezidivoperation bestand wie im Falle 251 darin, daß der Uteruskörper aus dem Interpositionsbette gelöst wurde, worauf die Suspension (Sp) neuerdings ausgeführt wurde, wonach der Uteruskörper wieder interponiert wurde.

Die ausgezeichnete Wirkung der Suspension hat uns das Aufgeben der Einnähungsinterposition und die Rückkehr von derselben zur Interposition ohne Einnähung wesentlich erleichtert. Wenn sich das Collum nicht mehr abknickt, entfällt jene oben ausführlich besprochene, die Rezidiven einleitende Hebelwirkung auf das Corpus uteri. Die Vereinigung der Portio vaginalis mit den Sacrouterinligamenten unterstützt wesentlich die Wirkung der Interposition.

Die Ausführung der Suspension, sowohl der einfachen (Sp) als der Auflagerungssuspension (Sp^v und Sp^a), ist technisch nicht schwierig, falls man sie nur dort ausführt, wo sie wirklich indiziert ist, d. h. bei hochgradigen Prolapsen. Namentlich die Auflagerungssuspension kommt, wie bereits betont, nur in Frage, wo es sich um ganz hochgradige Prolapse handelt, bei denen die Portio vaginalis samt der hinteren Scheidenwand weit heraus liegt, also eine hochgradige Dehnung der Sacrouterinligamente besteht. Man kann sagen, daß diese Operationen um so schwieriger sind, je überflüssiger sie sind; und umgekehrt um so leichter, je größer das Bedürfnis danach im speziellen Falle ist. Bei hochgradigen Prolapsen mit starker Dehnung der Ligamenta cardinalia und der Ligamenta sacrouterina läßt sich alles soweit vorziehen, daß die Operation leicht gelingt.

XI. Die Prolapsätiologie im Lichte der Interposition und der Suspension.

Zum Schluß mögen die hier besprochenen Operationen, die Interposition und die Suspension, vom Standpunkte der Prolapsätiologie betrachtet werden. Die eine der zwei hier in Betracht kommenden Lehren, die Tandler-Halbansche, sieht das ätiologische Moment hauptsächlich in einer primären Schädigung resp. Schwäche des muskulären Beckenbodens, welche zur Folge habe, daß der Abschluß des Beckens gegenüber dem abdominalen Druck nicht mehr suffizient sei. Während die andere Theorie, als deren Hauptvertreter derzeit E. Martin zu bezeichnen ist, ausgehend von der Vorstellung, daß die Beckenorgane hauptsächlich durch das Beckenbindegewebe resp. dessen faszienartige Verdichtungen in ihrer Lage im Becken gehalten werden, das primäre Moment in der großen Mehrzahl aller Fälle im Schadhaftwerden dieser letzteren erblickt.

Ohne uns zunächst in den Widerstreit dieser Lehren einzulassen, sei konstatiert, daß die hier beschriebenen Operationen, die Interposition und die Suspension, in beiden Richtungen wirken, d. h. die Resultate, die man mit ihnen erzielt, kommen zustande durch Mitwirkung sowohl des Beckenbindegewebes, als des muskulären Beckenbodens. Dies ergibt sich aus folgenden Darlegungen:

Was die Interposition betrifft, so ist klar, daß durch sie der Uterus in eine solche Projektion zum muskulären Beckenboden gebracht wird, daß es ihm schwer wird, neuerdings durch den Hiatus genitalis hindurchzutreten. Auch unter normalen Verhältnissen befindet sich der Uterus derart über dem muskulären Beckenboden, daß das Collum des antevertierten Uterus sich auf die Levatorplatte projiziert, d. h. der intraabdominale Druck würde dasselbe an die unpaare Levatorplatte anpressen und keineswegs vor derselben in den Hiatus genitalis hinein- resp. durch denselben hindurchdrücken (Abb. 54). Durch die bei der Interpositio zustande kommende Verschiebung des Collums nach hinten projiziert sich das letztere noch weiter rückwärts (Abb. 41 b); besonders auffallend muß dies zutreffen in jenen Fällen, in welchen der Uterus elongiert ist. Es leuchtet ein, daß hier die prärektale Vereinigung der puborektalen Levatorränder bei der Dammplastik von Bedeutung ist, indem durch dieselbe das hintere Corpusende eine Unterstützung durch den muskulären Beckenboden erhält, welche eventuell weit nach vorne reicht (Abb. 7 und 25). — Und was das Corpus des interponierten Uterus betrifft, so findet der Fundus vorne an der Symphyse und an den Resten des Diaphragma urogenitale ein Widerlager, während die Ränder des Corpus von den Partes puborectales der Levatormuskulatur getragen werden, vorausgesetzt, daß das Corpus genügend tief in das Spatium vesico-vaginale versenkt worden ist. Natürlich ist das nicht so zu verstehen, daß der Uteruskörper den Levatorrändern direkt aufliegt, vielmehr (Abb. 7, 8, 42, 43, 44) befinden sich zwischen dem Uteruskörper und der Levatormuskulatur dicke Lagen paravaginalen Gewebes. Nur wenn man die Interposition als „Einnähungsinterposition" ausführt, liegt der Uteruskörper den Musculi puborectales direkt auf (Abb. 46), und es ist kein Zweifel, daß es sich hier um ein anatomisch korrekt gedachtes und sehr wirksames Verfahren handelt, die Levatormuskulatur in noch ausgiebigerer Weise zur Stütze des interponierten Uteruskörpers heranzuziehen, als dies bei der Interposition ohne Einnähung der Fall ist.

Ausgeschlossen ist natürlich trotz dieser Lagerung des interponierten Uterus zum muskulären Beckenboden ein Hindurchgepreßtwerden des Uterus durch den Hiatus genitalis nicht. Der Musculus levator bietet ja bei hochgradigen Prolapsen nur eine mangelhafte Unterstützung, und speziell die Levatorplatte kann nach Art eines schlaffen Segels herunterhängen. Wenn trotzdem die Wirkung der Interposition auch bei hochgradigen Prolapsen meist eine günstige ist, so dürfte dies wohl darauf zurückzuführen sein, daß hiebei auch der Ligamentapparat in gewissem Grade mithilft. Nehmen wir an, daß tatsächlich der abdominale Druck den interponierten Uterus wieder durch den Hiatus hindurchdrücke, so kann sich dies natürlich, da ja bei richtiger Ausführung der Interposition der Fundus sozusagen unverrückbar hinter der Symphyse festliegt, nur in der Weise vollziehen, daß das hintere Corpusende samt dem Collum, unter Überwindung des Widerstandes der Levatorplatte und des Dammes, einen Bogen beschreibt, dessen Radius gegeben ist durch die Längsachse des Uteruskörpers, und dessen Mittelpunkt der am unteren Symphysenrande festliegende Fundus bildet. Dieser Abwärtsdrehung des hinteren Corpusendes bei am unteren Symphysenrande festgelegtem Fundus werden aber die Ligamenta cardinalia und sacrouterina nur dann keinen Widerstand entgegensetzen, wenn der Prolaps derart beschaffen war, daß der Fundus uteri sich schon vor der Operation unterhalb der Symphyse resp. in der Höhe des unteren Symphysenrandes befunden hat. Nur dann werden die Ligamenta cardinalia genügend gedehnt sein. Meist werden die Ligamente das hintere Corpusende zu halten beginnen, bevor dasselbe seine bogenförmige Bewegung vollendet hat, ja in der großen Mehrzahl der Fälle wird dies schon in jenem Stadium der Abwärtsbewegung der Fall sein, wenn das hintere Corpusende gegen die Levatorplatte angepreßt wird. So ist es zu verstehen, daß bei dem Zustandekommen des Interpositionseffektes auch der Ligamentapparat mitwirkt.

Es sei nochmals wiederholt, daß die Voraussetzung für das Eintreten dieser Wirkung des Ligamentapparates ist, daß das Corpus uteri faktisch unverrückbar am unteren Symphysenrande festgelegt ist. Wo das Corpus nicht genügend tief in das Spatium vesico-vaginale versenkt worden ist, findet sein Fundus kein Widerlager an der Symphyse und am Diaphragma urogenitale und rutscht infolgedessen nach vorne unten, soweit als es die erschlafften Ligamenta cardinalia und sacrouterina gestatten. Und ebenso muß die Mitwirkung des Ligamentapparates versagen, sobald es dem interponierten Uterus möglich wird, sich aus dem Interpositionsbett zu retrahieren.

In bezug auf die Suspension ist folgendes auszuführen: Die Mitwirkung des Beckenbindegewebes ist ohne weiteres klar. Durch die Suspension wird das Collum uteri und mit diesem die hintere Scheidenwand derart an den Sacrouterinligamenten befestigt, daß es von denselben getragen wird. Ebenso klar ist aber auch, daß durch die Hinzufügung der Suspension zur Interposition die Projektion des Collum uteri über der Levatorplatte wesentlich gesichert wird, indem durch die Suspension die Abknickung des Collum vom interponierten Corpus verhindert wird, jene Abknickung, durch welche alle Rezidiven eingeleitet werden (Abb. 41c, d und e). Hierzu kommt noch folgendes: Indem die hintere Scheidenwand nach erfolgter Suspendierung der Portio vaginalis wieder über dieselbe herübergezogen und an ihrem ursprünglichen Ansatz an der hinteren Wand der Zervix befestigt wird, erfährt dieselbe eine sehr beträchtliche Emporstreckung. Und da die Ränder des Hiatus genitalis mit der das Scheidenrohr einhüllenden Faszie innig verwoben sind, werden hierbei die puborektalen Anteile der Levatormuskulatur dort, wo sie das Scheidenrohr zwischen sich fassen, energisch gehoben. Dies äußert sich in einer geänderten Modellierung der Levatormuskulatur (Abb. 41e). Von dem Becken, welches den Abbildungen 42, 43, 44 und 45 zugrunde liegt, wurde ein parasagittaler Schnitt durch die linke Beckenhälfte angelegt (Abb. 47). Man sieht, wie die Pars puborectalis eine Konvexität nach oben aufweist. Man vergleiche ferner die Stellung der unpaaren Levatorplatte in Abbildung 19 mit der Stellung derselben bei nicht operierten Prolapsen (Tandler-Halban Tafel 54): Die Levatorplatte erscheint durch die Operation in toto gehoben.

Die energische Emporstreckung des Scheidenrohres und die dadurch bedingte Hebung der Hiatusränder übt auch auf die untersten Anteile des Mastdarms eine hebende Wirkung aus. In Fällen, wo mit dem Genitalprolaps ein Rektumprolaps kombiniert ist, kommt dies sehr wirksam zur Geltung. Fixiert man überdies die vordere Rektalwand an der suspendierten Portio vaginalis, so ist der Effekt ein außerordentlicher.

Wie man sieht, erklärt sich die Wirkung unserer Operationen durch Dienstbarmachung sowohl des Beckenbindegewebes als des muskulären Beckenbodens, und zwar kann man dieses Zusammenwirken so ausdrücken, daß man sagt, daß durch die Einfügung und Verankerung des Uterus in die Bindegewebslager diese letzteren beträchtlich gestrafft werden und gleichzeitig der Uterus in eine solche Projektion zum muskulären Beckenboden gebracht wird, daß er nicht wieder durch den Hiatus genitalis hindurch treten kann.

Dies spricht dafür, daß auch normalerweise dem Zusammenwirken von Bindegewebsapparat und Beckenbodenmuskulatur die Aufgabe obliegt, die Beckeneingeweide zu halten und vor dem Durchtreten durch den Hiatus zu bewahren, und daß Störungen dieses Zusammenarbeitens eine wesentliche Rolle beim Entstehen der Genitalprolapse spielen und daß es also nicht richtig ist, wenn die oben genannten, sich gegenüberstehenden Theorien den Bindegewebsapparat mit seinen faszialen Verdichtungen der Beckenbodenmuskulatur scharf gegenüberstellen.

Dieser Gedanke, zu dem auf ganz anderen Wegen vor kurzer Zeit auch Jaschke und Sellheim gekommen sind, und zwar ersterer auf Grund klinisch-anatomischer Studien über die Ätiologie der Genitalprolapse (Zeitschr. Bd. 74) und letzterer auf Grund seiner bewundernswerten Studien über die Funktion der Eingeweidebefestigungen speziell bei der Geburt (Hegars Beitr. Bd. 18 und Zeitschr. f. Geb. u. Gyn. Bd. 80), hat mich veranlaßt, die Befestigung der Beckeneingeweide neuerlich zu studieren. Weder die rein anatomischen Darstellungen dieses Themas, so vorzüglich dieselben an sich sind (speziell Holl, Handbuch der Anatomie. Bd. 7, 2. Teil), noch die von gynäkologischer Seite (W. A. Freund, Mackenrodt, Rosthorn, E. Martin u. a.) werden diesem Gesichtspunkte vollkommen gerecht.

Für das Studium des Zusammenhanges der Beckenviscera mit den Beckenwandungen hat sich mir folgende einfache Methode der anatomischen Darstellung bewährt. Präpariert man vom medianen Sagittalschnitt ein weibliches Becken derart, daß man die Beckeneingeweide vom Levator etwas lüftet (man braucht nur mit einer Pinzette die hintere Mastdarmwand vom Steißbein abzuziehen und in das hierbei sich ausspannende, ganz lockere, retrorektale Zellgewebe vorzudringen), so kann man mit dem Finger stumpf die Beckeneingeweide, resp. das dieselben umhüllende Bindegewebe von der Levatorfaszie leicht isolieren und findet erst an einer Linie Widerstand, welche von der Spina ossis ischii nach hinten entlang der unteren Grenze des Musculus piriformis, nach vorn entlang dem Arcus tendineus musculi levatoris, etwas unterhalb desselben, verläuft. Zu derselben Linie kann man, ebenfalls mittels stumpfen Präparierens, auch von oben gelangen, indem man das Peritoneum samt dem subperitonealen Zellgewebe von der Beckenwand abschiebt, und zwar gelangt man zum vorderen Abschnitt dieser Linie, indem man vor den hypogastrischen Gefäßen eingeht, zum hinteren Abschnitt dieser Linie, indem man hinter den hypogastrischen Gefäßen eingeht. Die hypogastrischen Gefäße mit dem sie einhüllenden, mächtigen Bindegewebsstrom haften außerordentlich fest an der Beckenwand.

Schiebt man in dieser Weise gleichzeitig den Zeigefinger der einen Hand von unten her und den Zeigefinger der anderen Hand von oben her bis zu jener Linie vor (Abb. 48), so findet man, daß, entsprechend derselben, die Beckeneingeweide mittels

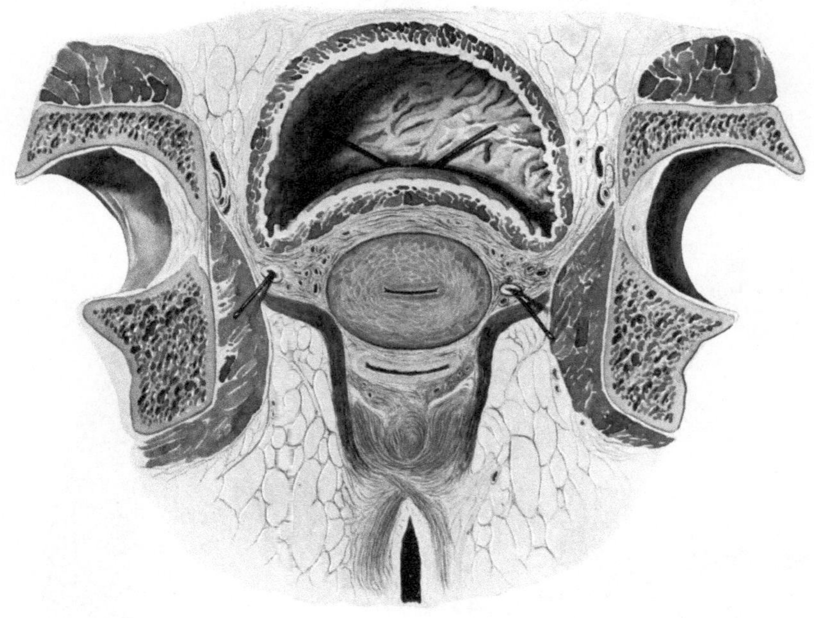

Abb. 46. Frontalschnitt nach „Einnähungsinterposition".

Man schaut von hinten in das Blasencavum und sieht in demselben die Sonden, welche von der Schnittebene in die Ureteren eingeführt sind, austreten. Der Uteruskörper liegt innig den beiderseitigen Levatorflächen auf resp. die Levatoren sind durch die seitlichen Einnähungsnähte winklig an die vordere Uterusfläche herangezogen.

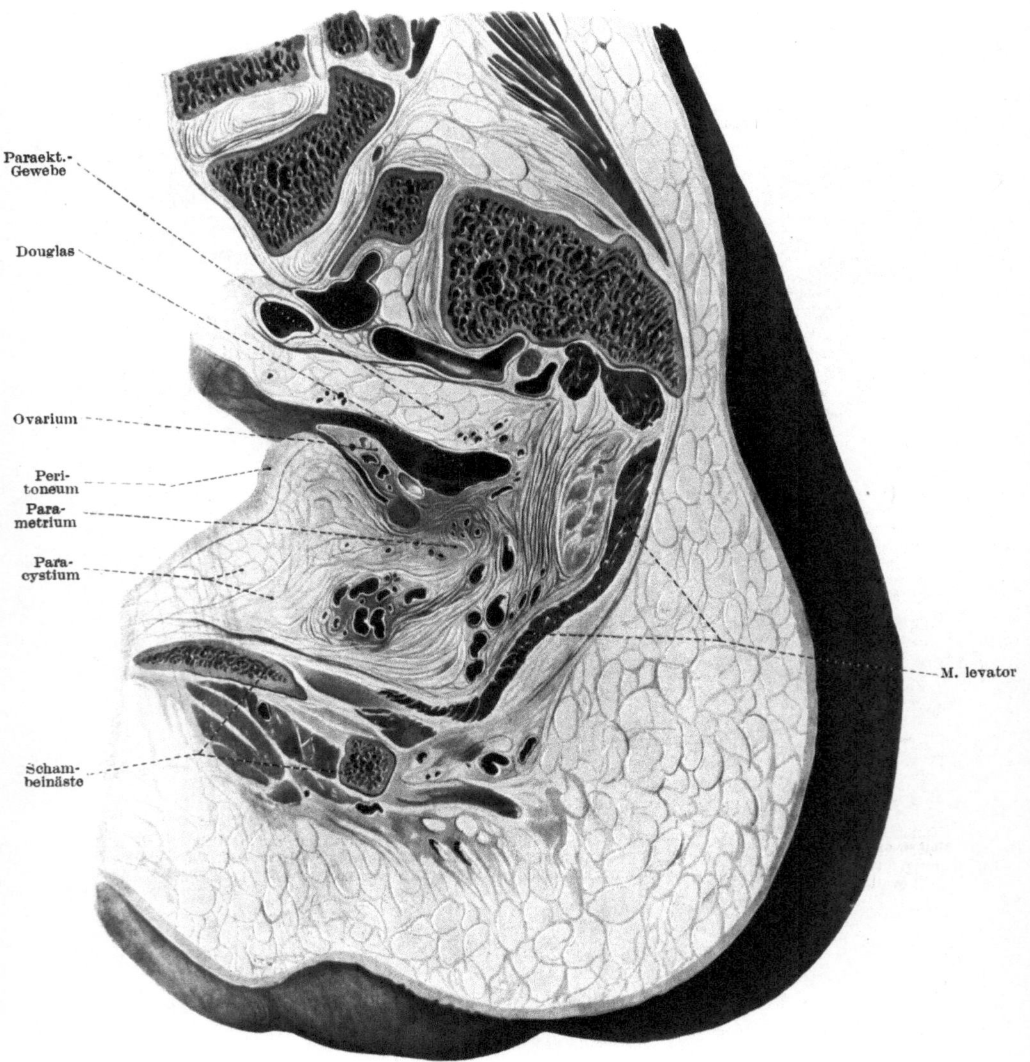

Abb. 47. Lateralschnitt nach Interposition und Auflagerungssuspension (Sp$_a$).
Die Abbildung zeigt die Art, wie der Musculus levator ani durch die Auflagerungssuspension modelliert wird.

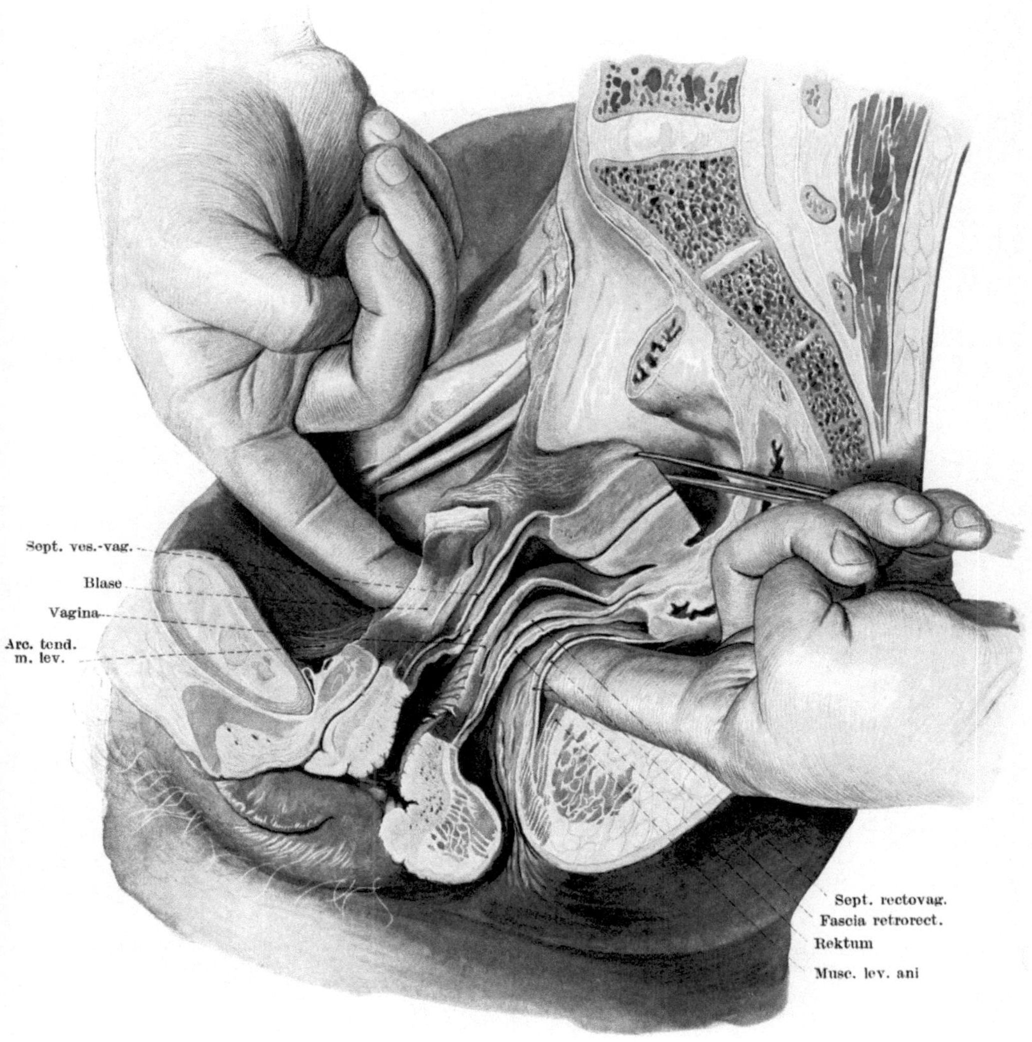

Abb. 48. Rechte Hälfte eines normalen weiblichen Beckens.

Der Zeigefinger der linken Hand dringt zwischen parietaler und viszeraler Levatorfaszie, der Zeigefinger der rechten Hand zwischen Blase und Faszie des Musculus obturatorius internus vor. Sie begegnen sich am vorderen Anteil der viszeralen Leiste, diese zwischen sich fassend. Die von der viszeralen Leiste entspringenden Blätter sind präpariert.

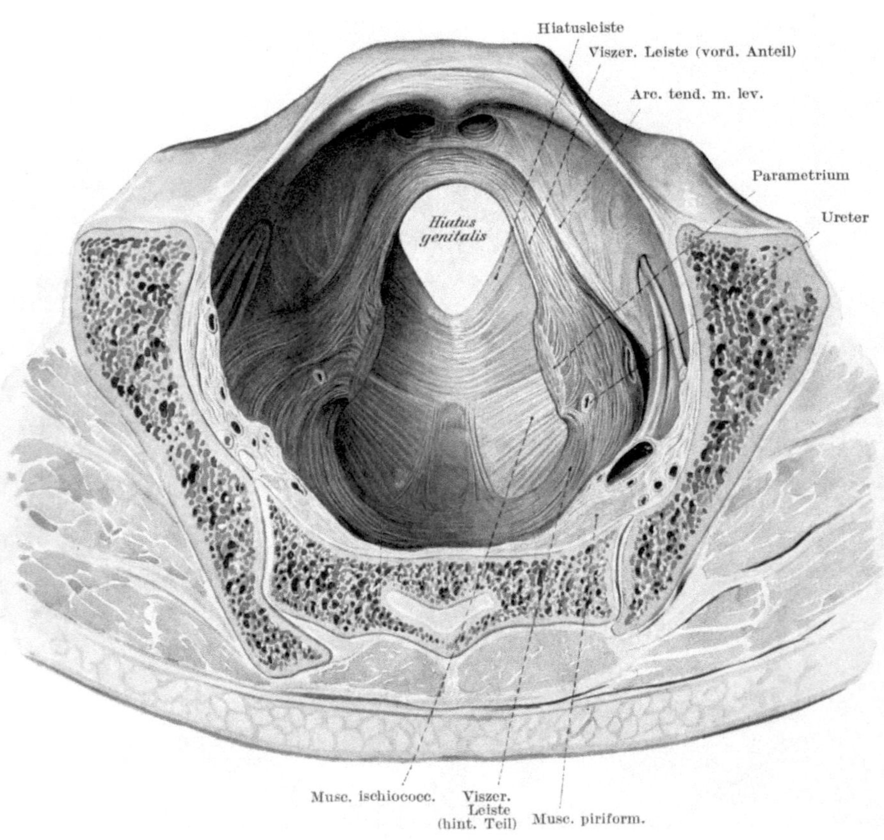

Abb. 49.

Das Paket der Beckeneingeweide ist sowohl von den viszeralen Leisten als auch von den Hiatusleisten abgetragen und entfernt. Die Parametrien sind nahe ihrem Abgang von den viszeralen Leisten durchtrennt.

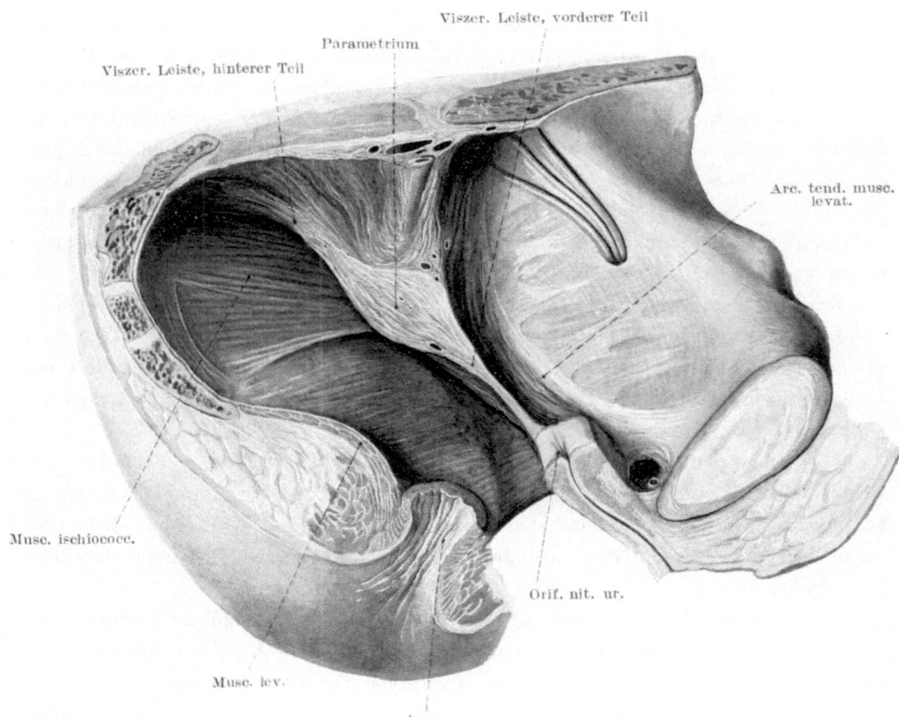

Abb. 50. Dasselbe Präparat vom medianen Sagittalschnitt aus.

einer derben kräftigen Leiste an der parietalen Beckenfaszie fixiert sind. Diese Leisten präsentieren sich nach Abtragung der Beckeneingeweide als mehr weniger kräftige, bindegewebliche Wülste (Abb. 49 und 50), in welchen die Eingeweideäste der hypogastrischen Gefäße und die Endstücke der Ureteren eingebettet sind.

Diese Leisten repräsentieren den Ursprung der sogenannten viszeralen Beckenfaszie (Holl) und lösen sich in die einzelnen Blätter auf, welche die verschiedenen Beckeneingeweide voneinander trennen (Abb. 48 und 51). Der vordere Abschnitt der Leiste (d. i. der Teil von der Spina ossis ischii nach vorne) läßt sich in vier Blätter zerlegen: Eines derselben trennt die Scheide von der Blase, das zweite liegt zwischen Scheide und Rektum, das dritte liegt retrorektal, ein viertes Blatt überzieht den Scheitel der Blase, wobei es allerdings bald nach Abgang von jener Leiste so dünn wird, daß es sich kaum darstellen läßt. Natürlich kann man statt zu sagen, daß diese Blätter die einzelnen Beckeneingeweide voneinander trennen, auch sagen, daß sie dieselben miteinander verbinden und daß sie dieselben zu einem gemeinsamen Paket zusammenfassen, welches sich in die Mulde der Beckenbodenmuskulatur eng hineinlegt. Da der Zusammenhang dieser Blätter mit den von ihnen eingehüllten Organen stellenweise ein sehr inniger ist, so gelingt die Isolierung derselben nicht immer. Löst man die einzelnen Beckenorgane aus ihren faszialen Umhüllungen aus, so resultiert ein fasziales Fachwerk, dessen Beziehungen zu den viszeralen Leisten am Präparate (Abb. 52) leicht verständlich sind.

An einem Schnitt senkrecht oder schräg zu dieser Leiste (Abb. 53) repräsentiert sich dieselbe als eine Art Wurzel für die die Beckeneingeweide einhüllenden, bindegeweblichen Blätter, wobei man deutlich erkennt, daß diese Wurzel aus der parietalen Beckenfaszie, und zwar aus der den Levator bedeckenden Partie derselben hervorgeht.

Der hintere Abschnitt dieser Leiste (von der Spina ossis ischii nach hinten) löst sich nur in zwei Blätter auf — in ein retrorektales und in ein prärektales, welches letztere nach vorne im Septum rectovaginale seine Fortsetzung findet.

Entsprechend den Spinae ossis ischii, etwas oberhalb derselben, gerade dort, wo die hypogastrischen Bindegewebsstränge an die beschriebenen Leisten herantreten, zweigen von denselben gegen die Beckenmitte mächtige Bindegewebszüge ab, welche sich zu beiden Seiten am Collum uteri ansetzen und, dasselbe vorne und hinten umgreifend, den Uterus über der Levatorplatte halten (Abb. 54).

Diese wulstartigen Leisten samt den von ihnen abzweigenden und das Collum umfassenden Bindegewebszügen sind nichts anderes als das sogenannte Retinaculum uteri E. Martin's, und zwar stellen die vorderen Abschnitte desselben die Ligamenta utero-vesicalia, resp. die vorderen Ausstrahlungen des Retinaculum uteri dar, die hinteren Abschnitte die Ligamenta sacrouterina, resp. die hinteren Retinaculumstrahlen, die zum Collum und zum oberen Anteil der Scheide abzweigenden Züge die

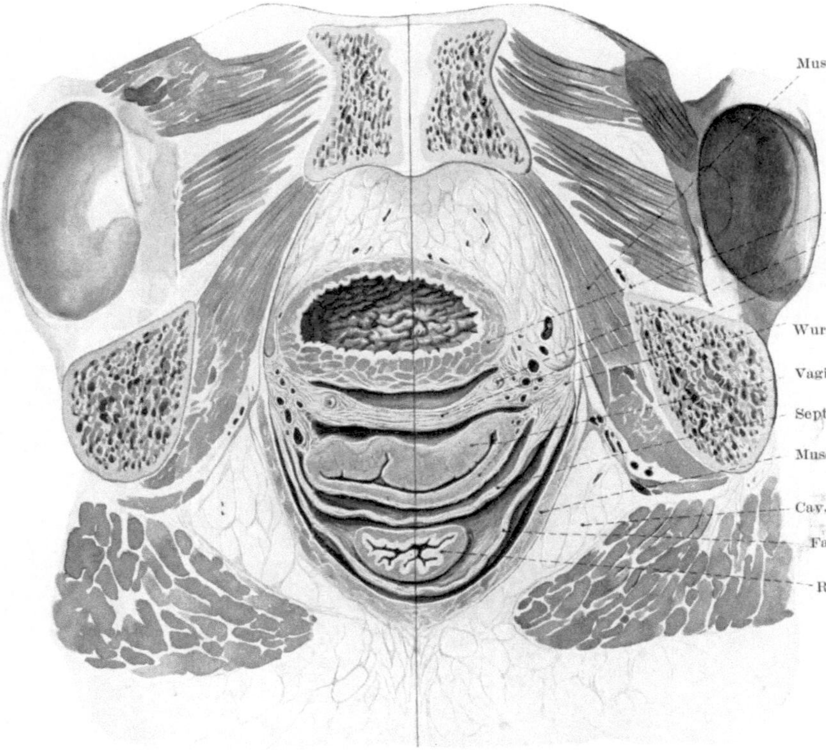

Abb. 51.

Ein normales weibliches Becken war durch einen medianen
Sagittalschnitt zerlegt und von diesem aus die einzelnen
Blätter der viszeralen Faszie dargestellt worden. Danach
wurden die beiden Beckenhälften wieder zusammen-
gesetzt und das Becken in der durch die nebenstehende
Skizze veranschaulichten Richtung geschnitten.
Man sieht die quer resp. schräg getroffenen viszeralen
Leisten in ihrem Ursprung von der parietalen Faszie und
die Auflösung derselben in die einzelnen viszeralen Blätter.

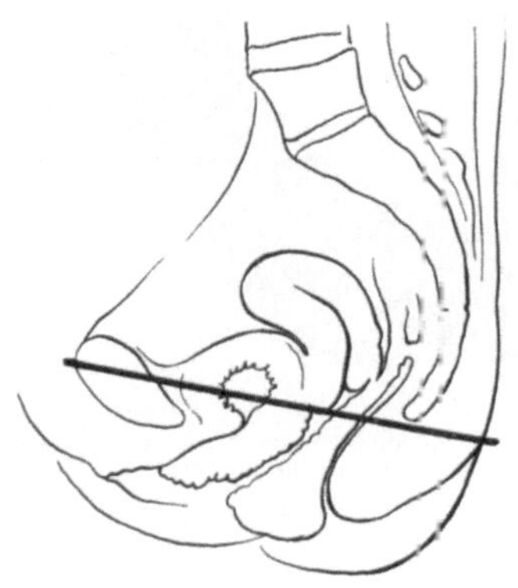

Abb. 51 a.

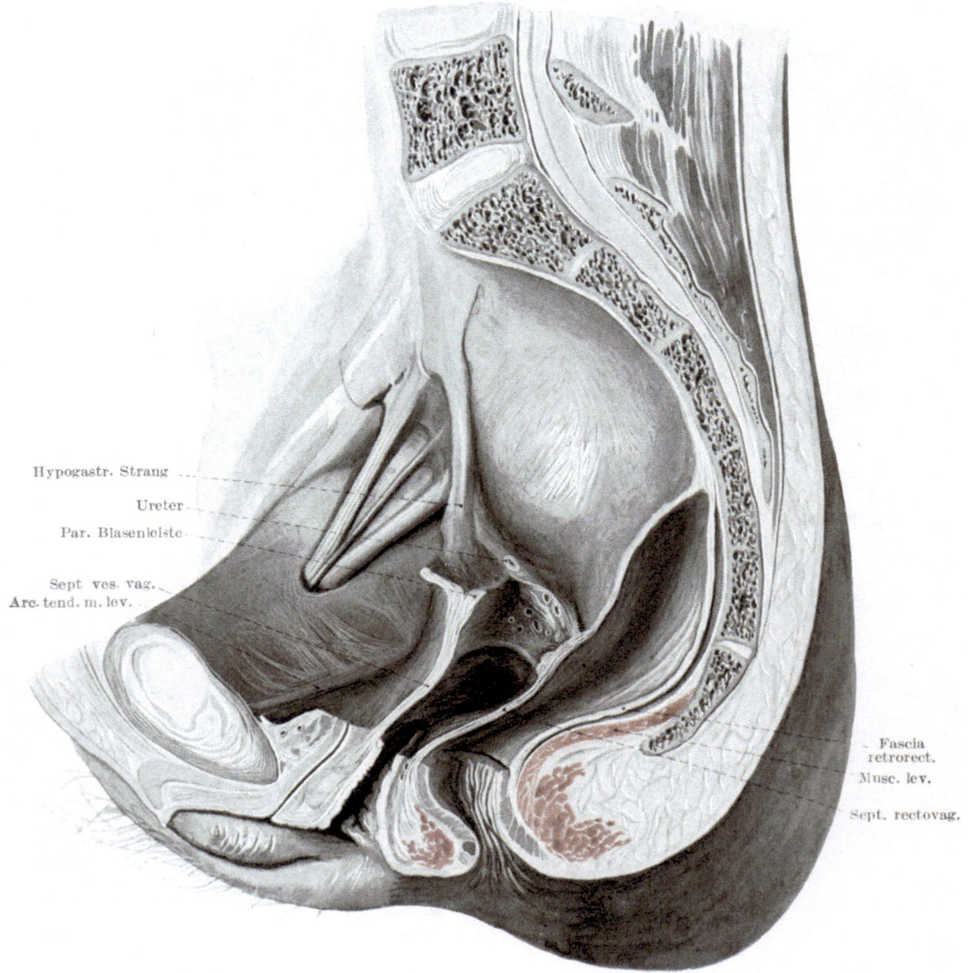

Abb. 52.

Die einzelnen Beckeneingeweide sind aus ihren bindegeweblichen Umhüllungen herausgenommen, so daß das fasziale Fachwerk, wie es sich von den viszeralen Leisten aus entwickelt, dargestellt erscheint.

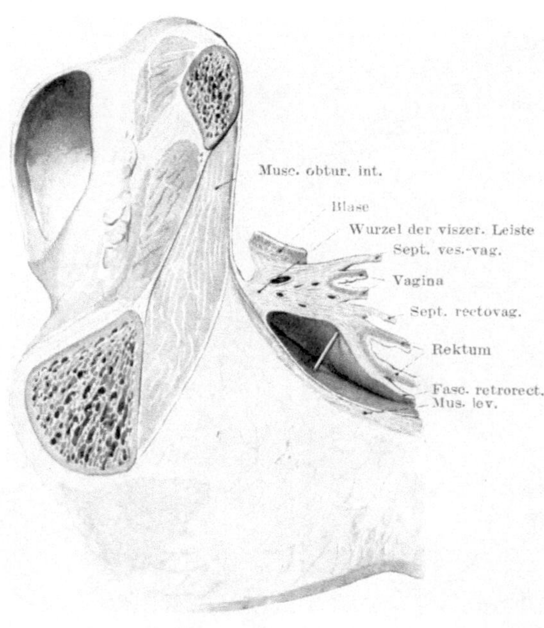

Abb. 53. Schnitt senkrecht auf die viszerale Leiste.
Man sieht, wie dieselbe an der parietaler Levatorfaszie entspringt und wie sie die Wurzel für die einzelnen viszeralen Blätter darstellt.

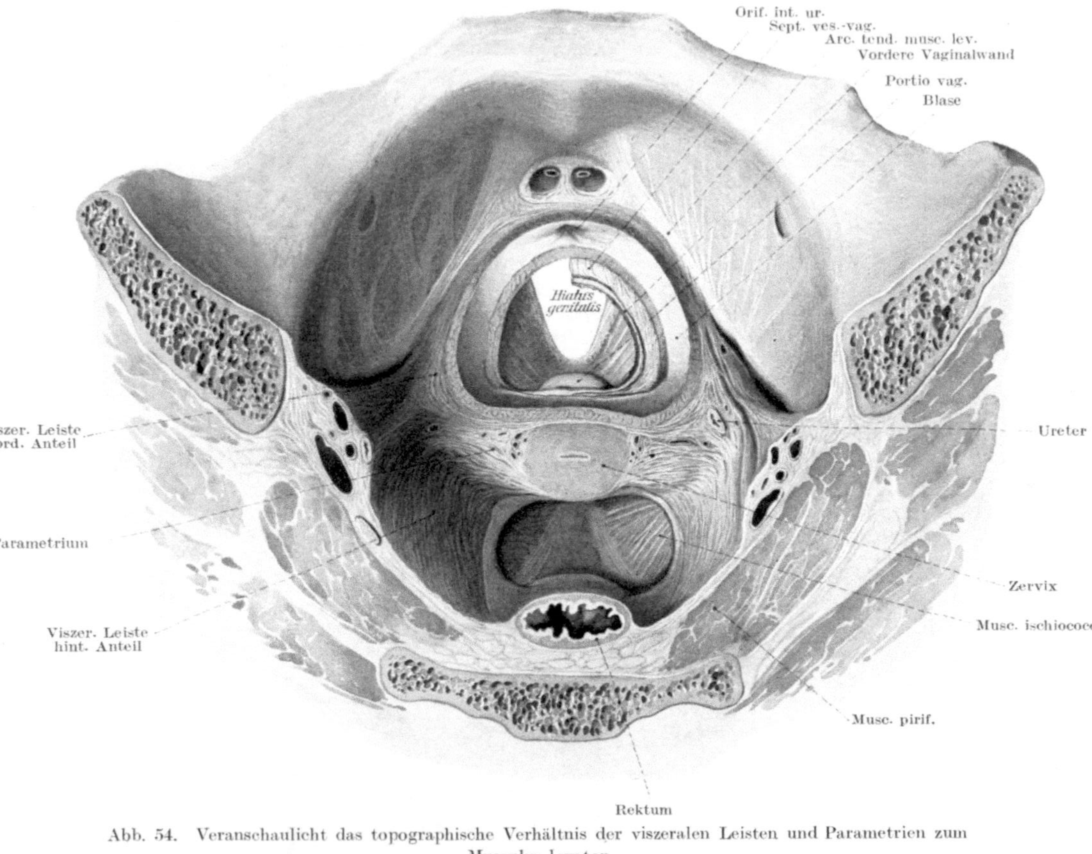

Abb. 54.　Veranschaulicht das topographische Verhältnis der viszeralen Leisten und Parametrien zum Musculus levator.

Ein ringförmiges Stück der Blase, entsprechend ihrer innigen Haftung an der viszeralen Leiste und an der parametranen Blasenleiste, ist stehen gelassen.

Parametrien (resp. die mittleren Strahlenpaare E. Martin's, die Ligamenta cardinalia von Kocks, die Ligamenta transversalia Mackenrodt's). Die vorderen Bündel der Parametrien, welche sich vor dem Collum miteinander vereinigen, sind nichts anderes als unsere sogenannte parametrane Blasenleiste. Da die Bedeutung dieser verschiedenen Leisten hauptsächlich darin zu erblicken ist, daß sie zur Fixation der Beckeneingeweide dienen, möchte ich vorschlagen, dieselben als viszerale Leisten der Levatorfaszie zu bezeichnen.

Kehren wir nun zurück zu unserer Präparation. Mit demselben Finger, mit dem man, die Beckeneingeweide von der parietalen Levatorfaszie stumpf trennend, bis zu den beschriebenen Leisten vorgedrungen ist, kommt man, gegen den Beckenausgang zu stumpf vordringend, zu den Rändern des Hiatus genitalis und da entsprechend denselben die die einzelnen Beckeneingeweide einhüllenden und abwärts begleitenden Blätter mit der Levatorfaszie neuerdings innigst verschmolzen sind, so befindet sich der Finger zwischen der den Levator deckenden Faszie und der faszialen Einhüllung der Beckeneingeweide wie in einer Tasche, welche sich nach vorne durch das Konvergieren der viszeralen Leisten und der Hiatusränder verengt. Trägt man die Beckeneingeweide von den Rändern des Hiatus ab, so kommen die sogenannten Arcus tendinei fasc. pelvis zur Darstellung, d. s. leistenartige Auflagerungen, welche allerdings lange nicht so massig sind, wie die viszeralen Leisten. Wir wollen dieselben als Hiatusleisten bezeichnen (Abb. 54).

Wir sehen also, daß die Beckeneingeweide, um deren Hervortreten durch den Hiatus genitalis es sich beim Genitalprolaps der Frau handelt, sowohl im Bereiche der viszeralen als wie im Bereiche der Hiatusleisten außerordentlich innig an der parietalen Levatorfaszie befestigt sind. Man kann dies auch so ausdrücken, daß man sagt, in der Mulde des Levators liegt der Bauschen der Beckeneingeweide und die Hülle dieses Bauschens ist sowohl mit der oberen Umrandung der Mulde als auch mit der unteren Öffnung derselben innigst verwachsen. Durch die Konvergenz der Ränder der oberen und der unteren Öffnung gegen die Symphyse entsteht daselbst eine innige Verfilzung der viszeralen Leisten mit den Hiatusleisten, welche um so fester wird, als hier noch die Verschmelzung mit der Fascia diaphragmatica superior hinzukommt (Capsula urethro-vaginalis Leßhafts, resp. Capsula prostatica Holls).

Wie hieraus sich ergibt, können wir uns der Anschauung E. Martin's nicht anschließen, daß die Bindegewebszüge des Beckenbodens als Verdichtungen im subperitonealen Gewebe aufzufassen seien, sondern müssen uns auf den Standpunkt W. A. Freund's, Rosthorn's und Mackenrodt's stellen, welche sich mit aller Bestimmtheit dahin aussprechen, daß dieselben die Fascia pelvis interna zum Mutterboden haben.

Die viszeralen Leisten fixieren aber die Beckeneingeweide nicht nur an der parietalen Levatorfaszie. Indem sich dieselben auch direkt an der vorderen Becken-

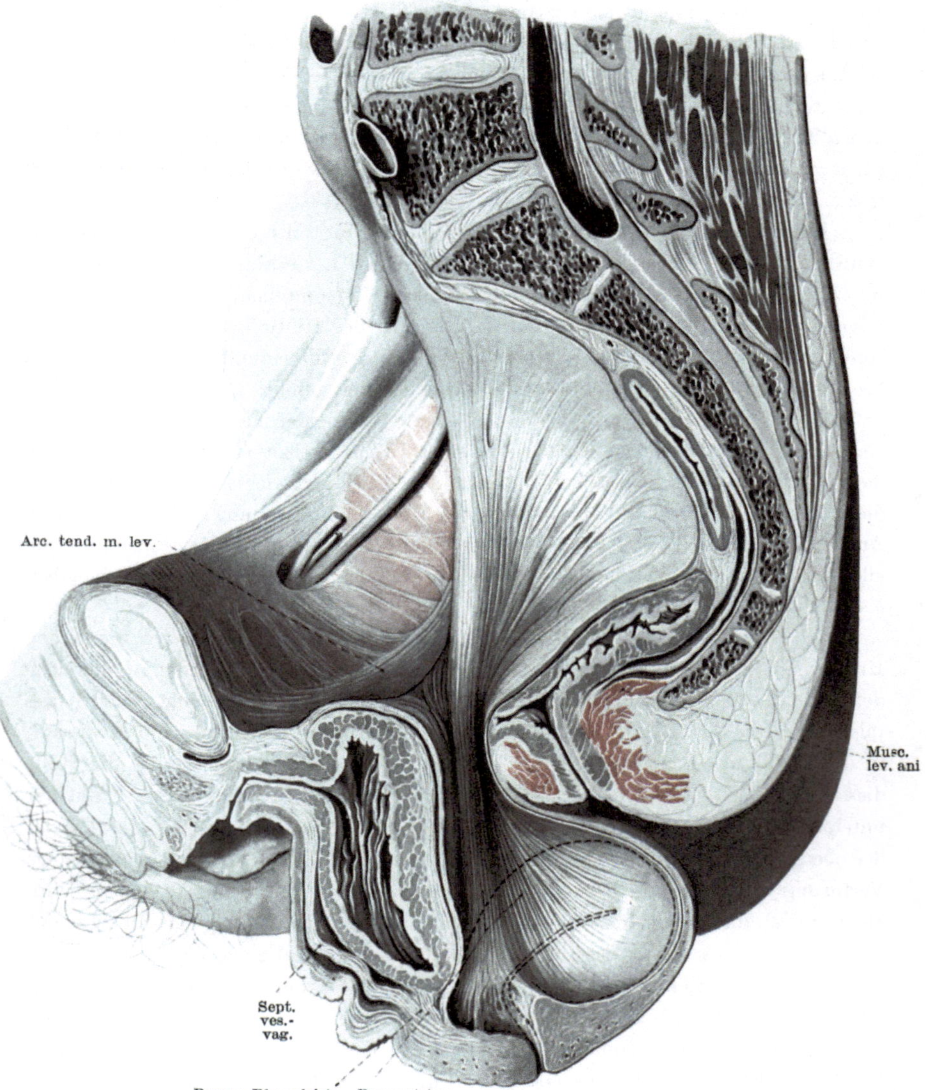

Abb. 55. Medianer Sagittalschnitt durch einen Prolaps (der relativ kleine Uterus und der größere Teil der Blase liegen im total prolabierten Vaginalsack) mit Isolierung der die Beckeneingeweide einhüllenden Blätter. Beckenbauchfell entfernt.

Man beachte die enorme Verlängerung der viszeralen Leisten und speziell der Parametrien.

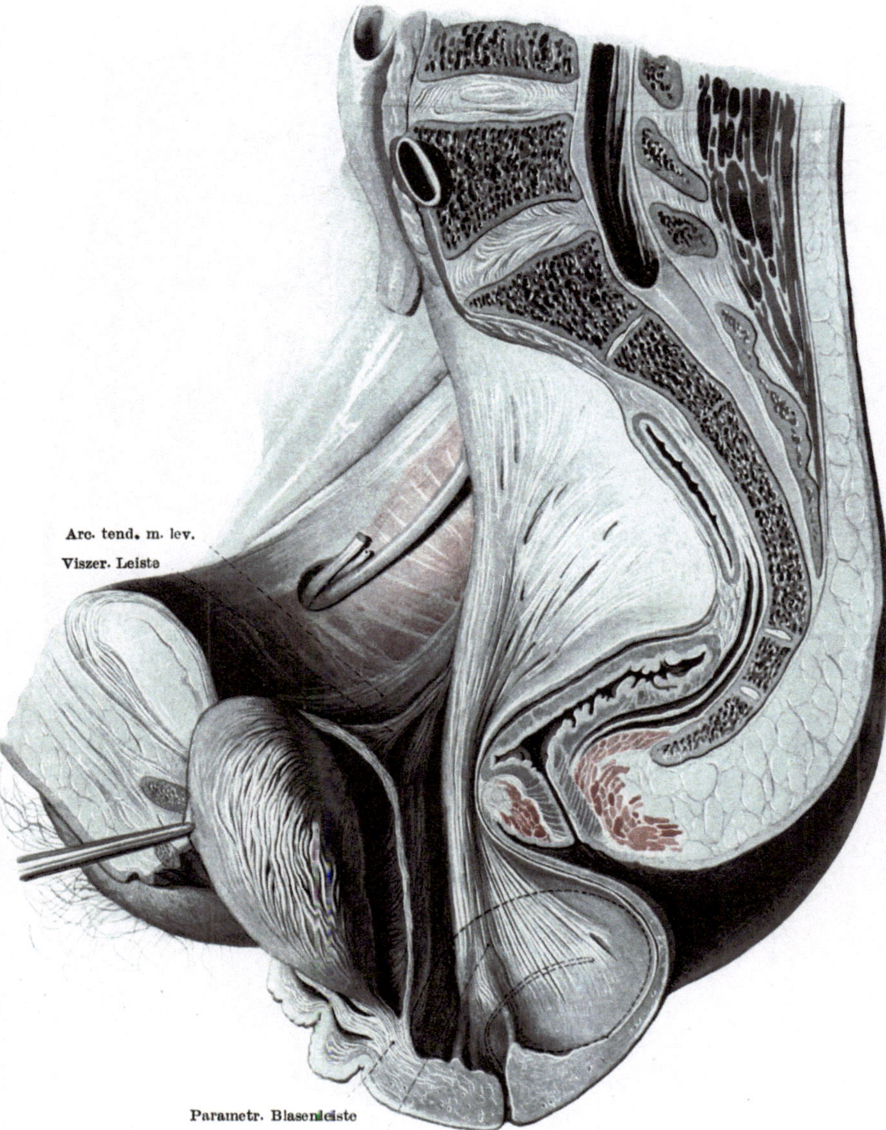

Abb. 56. Das nämliche Präparat wie in Abbildung 55.

Die Blase ist aus ihrer Matrize nach vorne herausgezogen, so daß ihre fasziale Hülle und deren Zusammenhang mit der viszeralen Leiste überblickt werden kann.

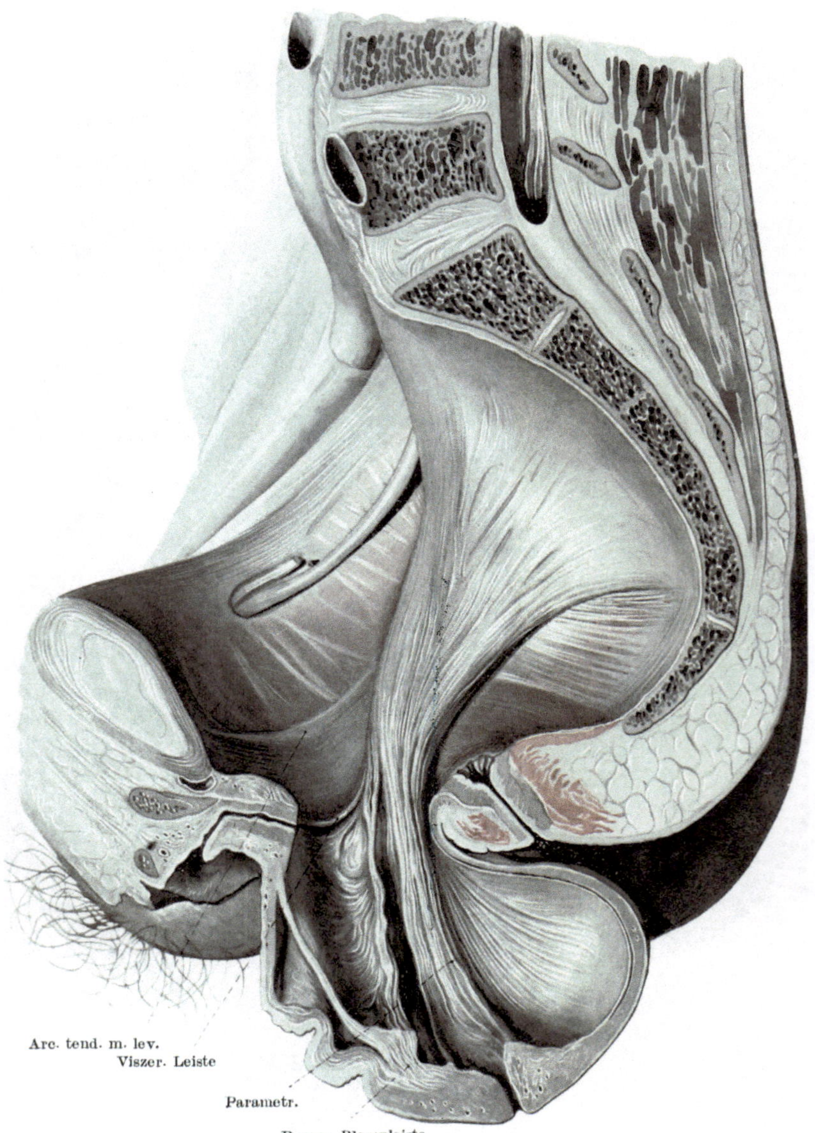

Abb. 57. Das nämliche Präparat wie in Abbildung 55 und 56.

Die Blase ist weggeschnitten, ihre Matrize liegt völlig offen da. Auch das Rektum ist samt seiner faszialen Hülle
bis auf das anale Endstück entfernt, so daß der Musculus ischiococcygeus und der rückwärtige Anteil des Musculus
puborectalis freiliegt.

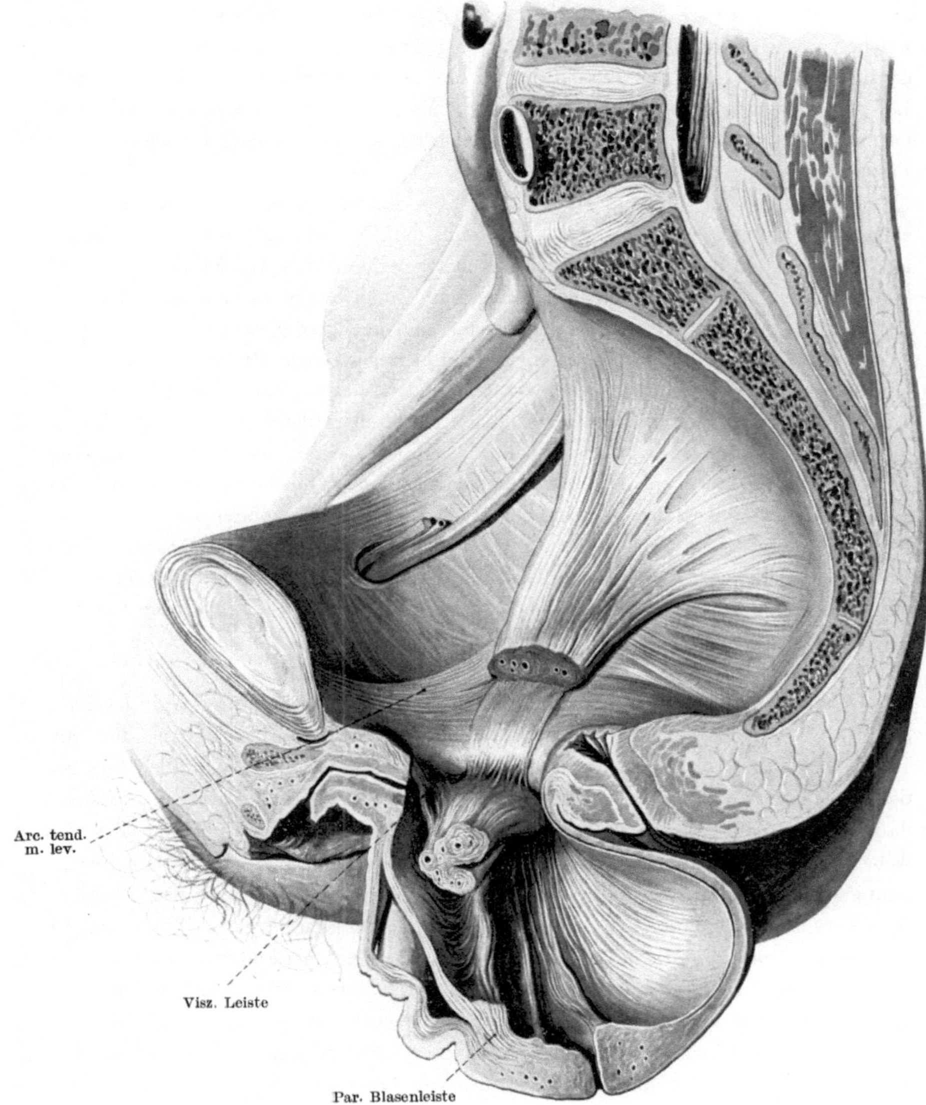

Abb. 58. Das nämliche Präparat wie Abbildung 55, 56 und 57.

Der hypogastrische Strang ist durchtrennt und das untere Schnittende abwärts geschlagen, so daß man nunmehr den ganzen Musculus levator samt seiner parietalen Faszie überblickt. Der Musculus levator ist relativ kräftig, ebenso wie die viszeralen Strukturen.

wand (als Ligamenta pubovesicalia) und an der hinteren Beckenwand (als Ligamenta uterosacralia) ansetzen, tragen sie zu einer Befestigung der Beckeneingeweide bei, welche von der parietalen Levatorfaszie unabhängig ist. Und für den Musculus levator gewinnen sie hierdurch den Charakter von Muskelsehnen, was für die Funktion der Levatormuskulatur gewiß von Bedeutung ist. Man könnte sagen, die Levatormuskulatur, die Levatorfaszie und die viszeralen Leisten gehören zueinander wie Muskel, Faszie und Sehne.

Der innige Zusammenhang zwischen Beckenbodenmuskulatur und Beckeneingeweiden kommt nun auch in der Anatomie der Prolapse zum Ausdruck. Es ist a priori klar, daß das Prolabieren der Baucheingeweide durch den Hiatus mit hochgradiger Dehnung der dieselben einhüllenden Faszienblätter einhergehen muß (Abb. 55, 56, 57, 58). Aber auch die viszeralen Leisten sind hochgradig betroffen. Und zwar sind dieselben in ihrem vorderen Anteil, wo die bindegewebigen Hüllen von Blase und Scheide sich ansetzen, enorm verbreitert, während an den rückwärtigen Anteilen und an den hypogastrischen Bindegewebssträngen eine außerordentliche Verlängerung in die Augen springt. Diese Dehnungen der viszeralen Leisten und Blätter sind, falls nicht schon klimakterischer Gewebsschwund eingetreten ist, mit beträchtlicher, manchmal ganz hochgradiger Hypertrophie einhergehend. Dieselbe kommt auch am Arcus tendineus musc. levat. zum Ausdruck, von welchem schon Holl und Rosthorn erkannt haben, daß er keineswegs dem Ursprung des Levators an der Faszie des Musculus obturatorius internus entspricht, sondern die viszerale Leiste in ihrem vorderen Anteil begleitet und den Abgang derselben von der parietalen Faszie andeutet (Abb. 55, 57, 59, 60, 61, 62).

Nicht in demselben Grade verändert ist die Levatormuskulatur. Wohl ist auch sie in allen Fällen, wo die viszeralen Leisten hypertrophisch sind, kräftig, und mit Recht hebt E. Martin gegenüber Tandler-Halban hervor, daß man allerdings bei den Prolapsen des Seziersaales fast immer die Levatormuskulatur atrophisch findet, daß es sich da aber meist um Greisinnen mit hochgradiger seniler Atrophie aller Gewebe handle, während die Untersuchung bei den lebenden Frauen mit Prolaps relativ häufig eine kräftige, nicht selten sogar hypertrophische Levatormuskulatur ergebe. E. Martin hat sich davon überzeugt sowohl bei der klinischen Untersuchung, speziell mit Zuhilfenahme der faradischen Reizung, als auch beim Operieren (und zwar speziell bei der prärektalen Zusammenziehung der puborektalen Levatorränder gelegentlich der Dammplastik). Dieselben Erfahrungen haben auch wir gemacht, namentlich bei der subkorporalen Zusammenziehung der Levatorränder gelegentlich der sogenannten Einnähungsinterposition, und diese Erfahrungen bestätigten sich uns auch vollauf bei der anatomischen Präparation (Abb. 58 und 62).

Daß die Levatormuskulatur keine so beträchtliche Dehnung aufweist wie die viszeralen Leisten und Blätter, bedeutet aber nur scheinbar einen Widerspruch zu der

Behauptung von der Gemeinsamkeit der Veränderungen: Die Verlängerung der viszeralen Leisten kommt hauptsächlich auf Kosten jener Anteile derselben zustande, welche vom Levator resp. der Faszie desselben unabhängig sind, i. e. jener Abzweigungen der viszeralen Leisten, welche sich um das Collum vereinigen und den Uterus tragen (der sogenannten Parametrien, resp. Ligamenta transversalia Mackenrodt's, resp. Part. med. des Retinaculum uteri E. Martin's). Im übrigen aber, soweit die viszerale Faszie der parietalen Faszie zwischen den oberen und den unteren Leisten eng anliegt, halten die Dehnungen an der Muskulatur und an der viszeralen Faszie gleichen Schritt und die oben beschriebene Tasche zwischen der parietalen und der viszeralen Beckenfaszie ist um so geräumiger, je hochgradiger der Prolaps ist.

Wir kommen also auch durch die anatomische Präparation von Prolapsen zur Vorstellung, daß die Schädigungen der Levatormuskulatur und des Bindegewebsapparates gemeinsame sind und daß es nicht richtig ist, von primärem und sekundärem Schadhaftwerden derselben zu sprechen. Wenn der kindliche Kopf bei der Geburt im Beckenausgang steht, so betrifft die durch ihn bedingte Dehnung beide gleichzeitig. Der Kopf nimmt, solange sich der Muttermund nicht über ihn zurückgezogen hat, die Zervix mit sich, wodurch eine mehr weniger große Zerrung der Parametrien zustande kommt, welche sich auf die nächstliegenden Partien der viszeralen Leisten und des hypogastrischen Bindegewebsstranges fortsetzt. Die parametrane Blasenleiste und der vordere Anteil der viszeralen Leisten werden abwärts gezerrt und, wenn ihr Zusammenhang mit der parietalen Levatorfaszie kein so fester wäre, würden sie eventuell von derselben losgerissen werden. Gleichzeitig erleidet der muskuläre Beckenboden die bekannten Veränderungen beim Austritt der Frucht, nämlich die hochgradige Ausziehung zu einem Muskelrohr, wobei es infolge Überdehnung einzelner Partien zur Zerreißung derselben und eventuell zu Blutaustritten kommen kann, die gewaltige Dehnung des Hiatus genitalis und die Dehnungen und Zerreißungen des Diaphragma urogenitale.

Wiederholen sich diese Insulte bei späteren Geburten, resp. wird das bei der Geburt geschädigte und nicht mehr vollständig ad integrum restituierte Gewebe des Beckenbodens durch den abdominellen Druck langdauernd und immer wieder stark in Anspruch genommen, so resultieren bleibende Auszerrungen und Auffaserungen sowohl der viszeralen Faszie als der Levatormuskulatur, bis es schließlich keinen Halt mehr für die Beckeneingeweide gibt, und zwar betreffen diese bleibenden Deformierungen und Auszerrungen nicht bloß den Hiatus genitalis und das ihn abschließende Diaphragma urogenitale, sondern auch die sogenannten viszeralen Leisten. Nur wo die Auszerrung und Deformierung sowohl die Hiatusleisten als auch die viszeralen Leisten betrifft, kommt es zur Bildung hochgradiger Vorfälle der Beckeneingeweide. Daß oft erst die klimakterische Atrophie den Ausschlag gibt, liegt in der Natur der Dinge.

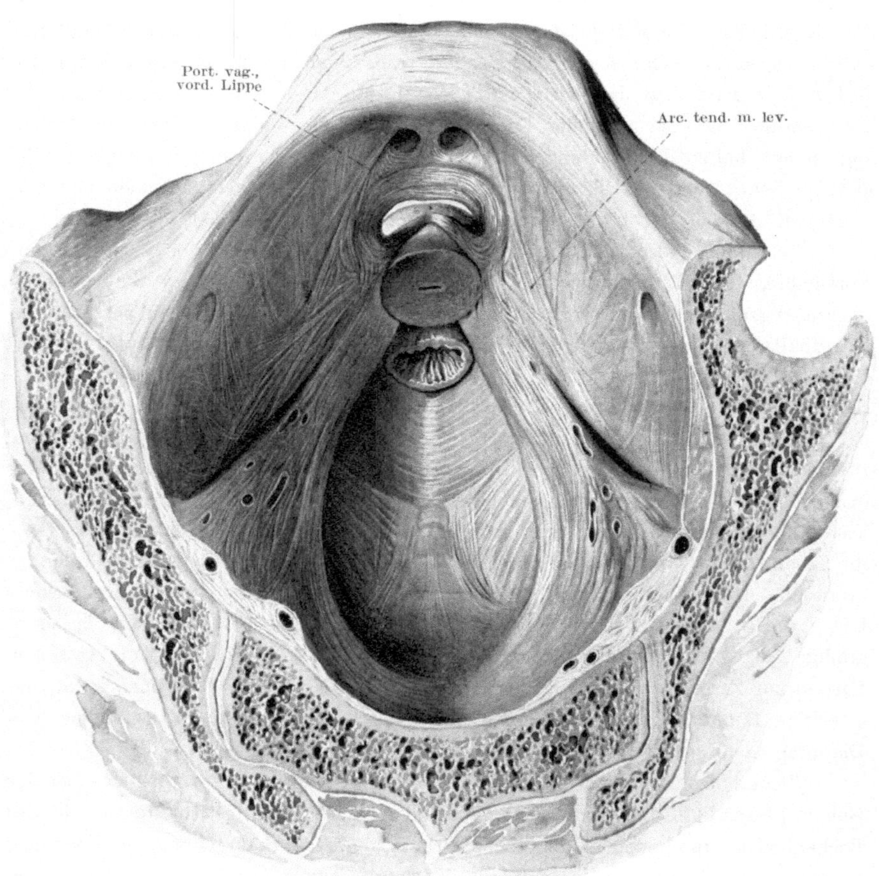

Abb. 59. Hochgradiger Prolaps mit Elongation des Collums.
Einblick von oben nach Entfernung der Beckeneingeweide. Nur das anale Endstück des Mastdarms und die Portio vaginalis mit einem Stück des Collums sind belassen. Man beachte die enorme Verlängerung der viszeralen Leisten und ihr Abwärtsverzogensein. Die Arcus tendinei musc. lev. sind verdichtet und verbreitert.

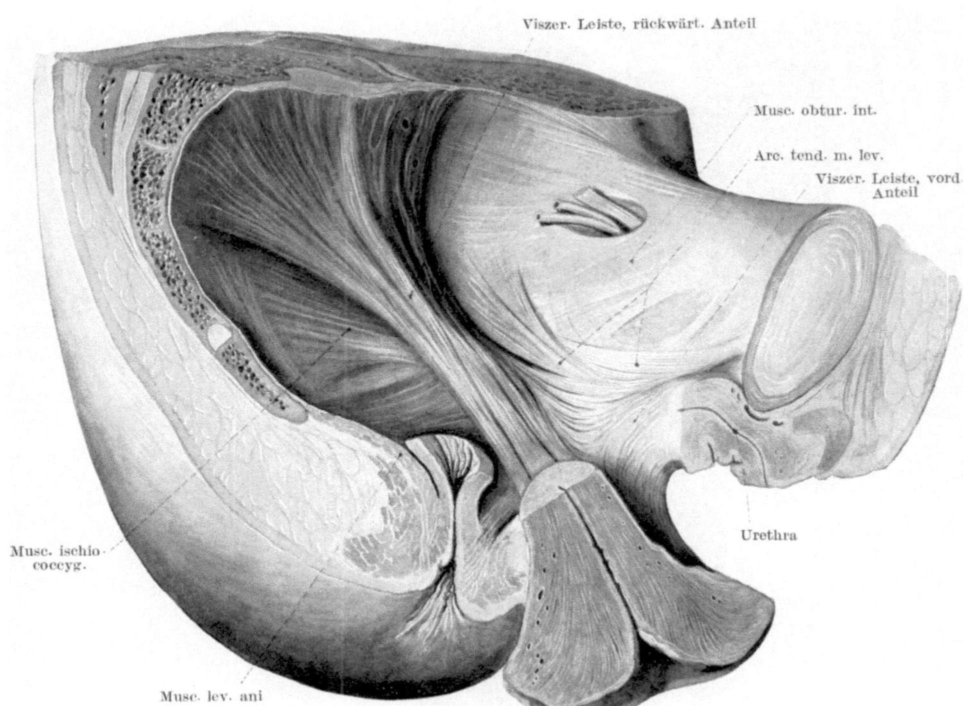

Abb. 60. Dasselbe Präparat im medianen Sagittalschnitt.

Hier ist die Verbreiterung und Verdichtung der Arcus tendinei musc. lev. noch besser zu sehen.

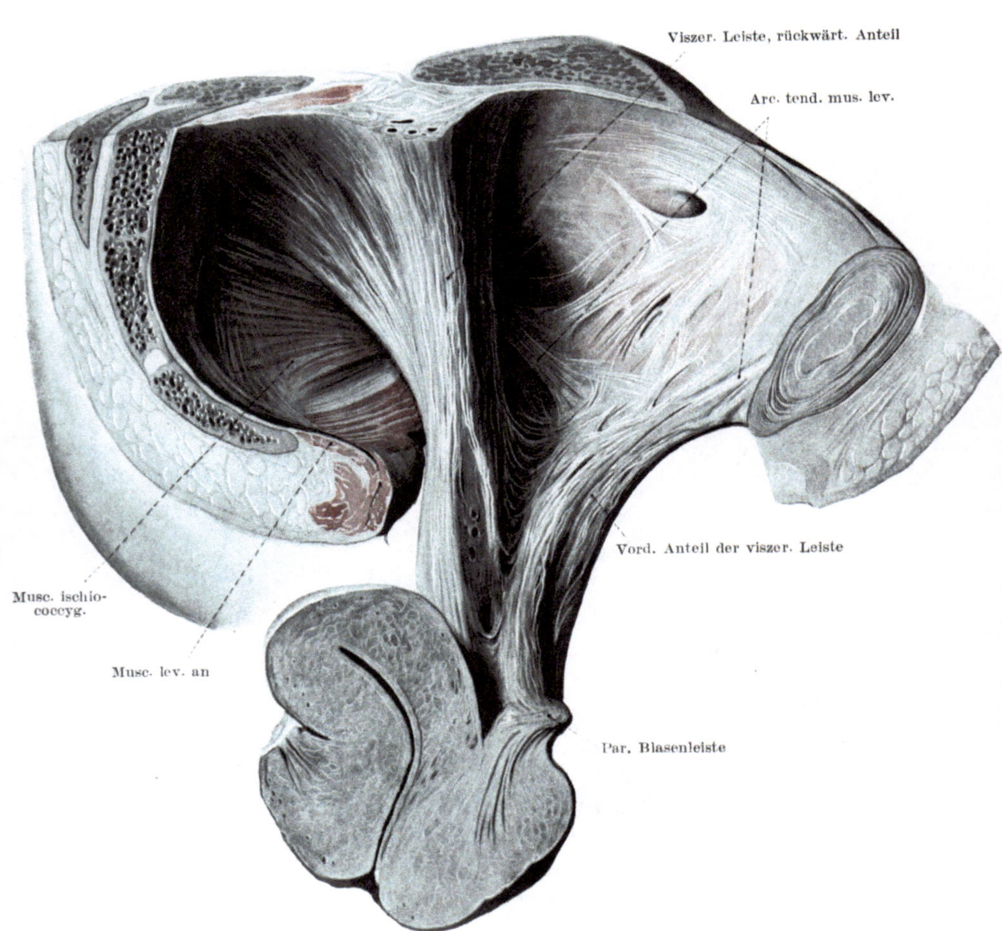

Abb. 61. Totale Evertierung des Vaginalsackes mit Descensus uteri.

Der Uterus hängt an den enorm verlängerten viszeralen Leisten. Die Hypertrophie der viszeralen Leisten und der Arcus tendinei musc. lev. ist hier besonders hochgradig.

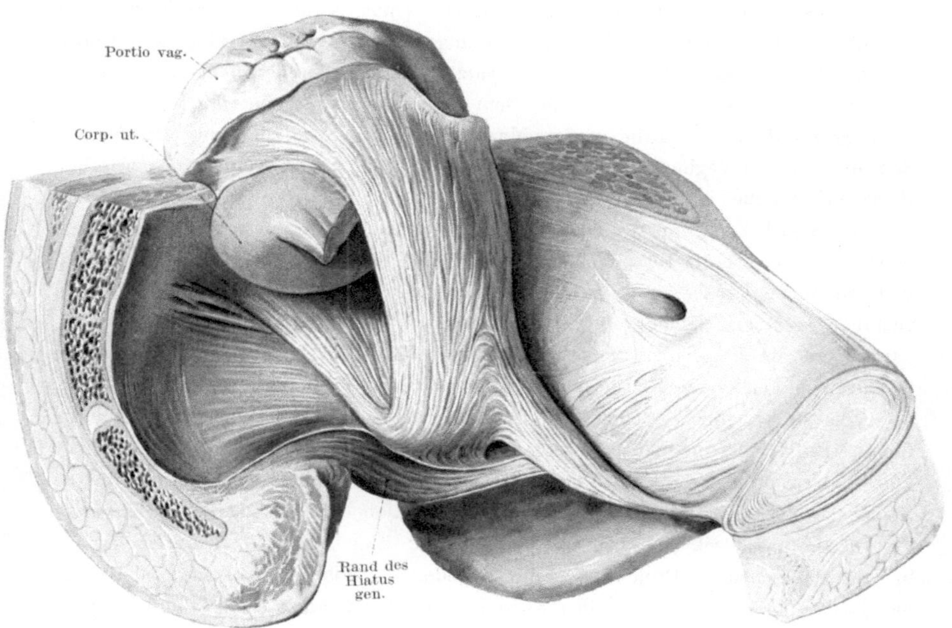

Abb. 62. Das nämliche Präparat wie Abbildung 61.

Der Uterus ist in die Höhe geschlagen und der Rand des Hiatus ist präpariert, so daß ersichtlich ist, daß auch der Musculus lev. trotz seiner Verbreiterung hypertrophisch ist.

Nach dem Gesagten ist es begreiflich, daß die meisten Prolapse sich in der Weise entwickeln, daß zunächst eine Zystokele sich manifestiert. Am stärksten wird durch den Kopf der Frucht die vordere Zervixwand abwärts gezerrt und mit dieser die parametrane Blasenleiste und das Septum vesico-vaginale. Hierzu kommt, daß sich das Septum vesico-vaginale schon unter normalen Verhältnissen zum großen Teil auf den Hiatus projiziert und somit vom muskulären Beckenboden nur unvollkommen unterstützt wird und daß gerade die Blase wegen ihrer wechselnden Füllung ein besonders festes Widerlager benötigt. Die hintere Vaginalwand ist dem Insulte der Geburt und dem abdominalen Drucke viel weniger exponiert, auch wird sie zum großen Teil durch die unpaare Levatorplatte gestützt. Wird sie endlich beim allmählichen Größerwerden eines Vorfalles — nachdem auch das Collum hervorgetreten ist — mitabgewickelt, so pflegt die vordere Mastdarmwand nicht mitzugehen. Das fasziale Septum zwischen Vagina und Mastdarm ist viel leichter zu isolieren wie das zwischen Blase und Vagina.

Gelegentlich beginnt der Genitalprolaps mit dem Tiefertreten der Gebärmutter; ohne daß zunächst die Blase sich senkt, tritt die Portio vaginalis zur Vulva heraus, und indem die Portio vaginalis stark anschwillt, können ganz umfängliche Vorfälle zustande kommen. Macht aber das Tiefertreten des Uterus weitere Fortschritte, dann kann die Blase nicht unbeteiligt bleiben, es sei denn, daß die Blase wegen hochgradiger Tiefe der Excavatio vesico-uterina vom Collum uteri unabhängig ist.

Die ausschließliche Bedeutung, die Tandler - Halban der Levatormuskulatur für das Entstehen von Prolapsen zugeschrieben haben, ist nach dem Gesagten nicht aufrecht zu erhalten. Levatormuskulatur und Beckenbindegewebe sind für die Statik der Beckeneingeweide anatomisch und funktionell eine Einheit. Die Levatormuskulatur hat gewiß eine große Bedeutung und, solange sich die Beckeneingeweide in der entsprechenden Projektion zu ihr befinden, ist von Prolaps keine Rede. Aber das Beckenbindegewebe mit seinen faszialen und bandartigen Verstärkungen spielt ebenfalls eine wichtige Rolle. Nur durch gleichzeitige Schädigung von Beckenbodenmuskulatur und Bindegewebsapparat erklärt sich das Zustandekommen der Vorfälle.

Aus dieser Erkenntnis heraus gewinnen wir erst das richtige Verständnis dafür, daß sich die Interposition und die Suspension gegenseitig in ihrer Wirkung verstärken. Die Suspension ist nichts anderes als eine Ergänzung der Interposition, und beiden diesen Operationen liegt die Tatsache zugrunde, daß es für die operative Heilung von Genitalprolapsen erforderlich ist, den Uterus und die übrigen Beckenviscera so zu fixieren, daß sie nicht wieder durch den Hiatus hindurchtreten können. Das Hinaufbinden der Portio vaginalis an die Sakrouterinligamente macht erst die Interposition zu einer Prolapsoperation, die auch den allerschwersten Prolapsen gewachsen ist.

Daß die dem Uterus durch diese Operationen erteilte Lage eine abnormale ist, verschlägt nichts. Das Wesentliche ist, daß die Frauen, wenn sie in dieser Weise operiert sind, nicht nur das Gefühl der absoluten Sicherheit vor einem Wiedervorfallen der Beckeneingeweide haben, sondern sich überhaupt vollständig wohl fühlen. Bei noch menstruierenden Frauen muß selbstverständlich bei der kombinierten Ausführung von Interposition und Suspension die Sterilisierung ausgeführt werden, wie sie ja auch bei der Interposition ohne Suspension nötig ist.

Ganz außerordentlich ist auch der Einfluß der Suspension auf den Mastdarm. In jenen Fällen von Genitalprolaps, welche mit Prolapsus recti kombiniert sind, manifestiert sich das in besonders auffallender Weise.

XII. Die Suspension ohne Interposition.

Mit der Frage, ob die Suspension auch unabhängig von der Interposition ausgeführt resp. mit anderen Antefixationsoperationen kombiniert zu werden verdiene, haben wir uns ebenfalls beschäftigt. In einer Anzahl von Fällen (83, 148, 163, 173, 193, 195, 207, 210, 239, 240, 255 und 284) haben wir die Suspension der Portio vaginalis ohne Interposition ausgeführt resp. mit der vaginalen Fixation der Lig. rot. und mit Kolporrhaphien kombiniert. Es waren dies Fälle von starker Retroflexioversio uteri mit Erschlaffung der hinteren Vaginalwand und Senkung der Portio vaginalis bei jüngeren, noch konzeptionsfähigen Frauen. Zu diesem Vorgehen sahen wir uns veranlaßt durch die Tatsache, daß die nach antefixierenden Operationen resultierende Stellung des Uterus nicht immer befriedigend ist, und zwar deshalb, weil die Portio vaginalis durch diese Operationen nur wenig in ihrer Stellung beeinflußt wird. Natürlich ist die Ausführung der Suspension in solchen Fällen schwieriger wie bei hochgradigen Prolapsen, wo sich alles infolge der hochgradigen Dehnung und Erschlaffung weit vor die Vulva ziehen läßt.

Was den Verlauf von Schwangerschaften und Geburten nach derartigen Suspensionen bei noch konzeptionsfähigen Frauen betrifft, so verfügen wir diesbezüglich nur über zwei Fälle. In beiden ist die Schwangerschaft und Geburt glatt verlaufen.

Wo die Suspension allein, d. h. ohne jede antefixierende Operation zur Anwendung gekommen war, waren die Dauererfolge nicht befriedigend. Von acht nachuntersuchten Fällen sind drei rezidiv geworden. Eine selbständige Stellung kann daher die Suspension nicht beanspruchen. Vielmehr kommt sie nur in Frage in Kombination mit antefixierenden Operationen.

XIII. Unser Vorgehen bei den verschiedenen Formen von Senkung und Prolaps.

Wir sind weit entfernt, für alle Prolapse ein und dasselbe Verfahren festlegen zu wollen. Es kommt jedesmal auf die spezielle Form und den speziellen Grad der Senkung an.

In leichten Fällen und namentlich bei noch konzeptionsfähigen Frauen begnügen wir uns mit der Vaginofixatio lig. rot., Kolporrhaphien und Dammplastik (Levatornaht), eventuell käme hier die Suspension hinzu.

Bei größeren Prolapsen kommt, sofern die Zystokele das Bild beherrscht, die Interposition zur Anwendung, natürlich wieder mit Dammplastik. In Fällen, wo eine Rektokele dominiert, legen wir uns die Frage vor, ob nicht die Interpositio rectovaginalis vorzuziehen sei.

In allen jenen Fällen, in welchen das Collum die Tendenz zeigt, sich nach vorne abzuknicken, fügen wir zur Interposition die Suspension der Portio vaginalis hinzu, welche in verschiedener Intensität (Sp, Sp^v und Sp^a) ausgeführt werden kann.

Operationen, die mit Verschließung resp. Verödung der Vagina einhergehen, lehnen wir im allgemeinen ab. Damit soll aber nicht gesagt sein, daß wir nicht einmal ausnahmsweise, z. B. wenn bei einer alten Frau die Pessartherapie versagt, die Freundsche Stöpseloperation oder die Neugebauer-Lefortsche Operation machen würden.

Die Uterusexstirpation, allein oder ergänzt durch die Exstirpation der Vagina, haben wir beim Prolaps ebenfalls immer abgelehnt. Wie schon von verschiedener Seite betont, berauben wir uns durch die Exstirpatio uteri des besten Mittels zur operativen Behebung des Prolapses. Zur Interposition kann man zur Not auch den resezierten Uterus verwenden. Ein Restchen Uterus ist immer noch besser als gar keiner. Wenn wir gleichzeitig mit der Prolapsoperation Myome zu entfernen haben, bei denen die bloße Enukleation untunlich ist, führen wir die supravaginale Amputation aus und interponieren und suspendieren sodann den Uterusstumpf, wobei wir mit den Erfolgen selbst dann außerordentlich zufrieden waren, wenn der verbliebene Stumpf nur sehr klein war.

Nur dann ist nach unserer Ansicht die Exstirpatio uteri beim Prolaps angezeigt, wenn es sich um die extrem seltenen Fälle von Irreponibilität handelt. Bei den da vorliegenden mächtig angeschwollenen und infolge des langen Heraußenliegens schwer indurierten Riesenformen ist die Reposition nur mit brutaler Gewalt durchführbar. In einem solchen Falle, der allerdings schon zehn Jahre zurückliegt, führten wir die Reposition in Narkose durch, in der Absicht, einige Zeit später nach Abschwellen des Prolapses die Operation auszuführen. Es kam aber nicht zur letzteren, da Patientin im unmittelbaren Anschlusse an die Reposition einer akuten Peritonitis erlag. In einem zweiten Falle (Tabellen Nr. 305) gingen wir, gewitzigt durch diese Erfahrung, so vor, daß wir vorerst gar nicht die Reposition forcierten, sondern die Reposition mit der Operation selbst kombinierten. Nach ausgiebiger Amputation der Portio vaginalis und Lappenbildung an der vorderen Scheidenwand mit Abschiebung der Blase gelang die Reposition auch und die Operation verlief im allgemeinen typisch. Aber auch hier erlag Patientin einer Peritonitis. In beiden Fällen waren die Adnexe frei von älteren Veränderungen, vielmehr war die vorhandene eitrige Salpingitis ganz rezent. Durch diese Erfahrungen belehrt, halten wir bei derartigen irreponiblen Prolapsen jedes Verfahren, welches mit einer gewaltsamen Reposition einhergeht, für gefährlich. Die reponierte Masse blockiert das Becken, hemmt die Zirkulation und kann zu einer Rückstauung der Sekrete führen. Hierin liegt die Gefahr und hier scheint uns, falls sich die angeschwollene und indurierte Portio vaginalis durch Resektion nicht weitgehend verkleinern läßt, die Exstirpation des Uterus am Platze zu sein, welche natürlich mit entsprechender Scheiden- und Dammplastik und Annähung des Scheidenrohres an die Ligamentstümpfe (um ersteres nach oben zu straffen) zu kombinieren ist.

Eine besondere Besprechung verdient noch die Operation von Rezidiven. Bekanntlich erschweren vorausgegangene operative Eingriffe die Durchführung neuerlicher Operationen, und zwar wegen der narbigen Veränderungen der Gewebe. Das gilt auch für den Prolaps. Nichtsdestoweniger haben wir uns durch vorausgegangene Kolporrhaphien und Antefixationen nie von der Vornahme jener Eingriffe abhalten lassen, die uns im speziellen Falle angezeigt erschienen. Nur von der Interposition haben wir eine Zeit lang geglaubt, sie kontraindiziere das nochmalige Betreten des nämlichen Weges, und zwar weil wir annahmen, daß die Auslösung des interponierten Uteruskörpers aus seinem Bette wegen inniger Einwachsung desselben mit großen Schwierigkeiten und Verwundungen verbunden sein müsse. Deshalb haben wir in früheren Jahren in jenen Fällen, in welchen nach der Interposition Rezidive „mit der Blase auf dem Rücken" aufgetreten waren, zur Laparotomie gegriffen, um die Sacrouterinligamente zu verkürzen und den Douglas zu veröden (die Suspension der Portio vaginalis kannten wir damals noch nicht). Bald aber lernten wir, daß sich der interponierte Uteruskörper relativ leicht aus dem Interpositionsbette ausgraben und so der Zustand, wie er bei der ersten Operation bestand, wiederherstellen lasse (siehe Weibel, Zentralbl. f. Gyn. 1913, Nr. 50). Wenn wir heute einem Rezidiv nach Interposition (mit oder ohne Suspension) begegnen, legen wir also den interponierten Uteruskörper durch einen Sagittalschnitt in der vorderen Scheidenwand frei, lösen ihn aus seinem Bette, ziehen ihn vor und machen nach Eröffnung des Peritoneums die Suspension der Portio vaginalis, worauf wir schließlich den Uteruskörper neuerdings interponieren.

Auf einen Vergleich der Interposition und der Suspension mit den anderen Prolapsoperationen wollen wir nicht eingehen. Objektiven Wert hätte ein derartiger Vergleich nicht, weil man ja nicht alle zu vergleichenden Methoden aus eigener Erfahrung gleich gut kennt und weil man unwillkürlich jene Methoden, die man selbst übt, mit einer gewissen Vorliebe betrachtet. Das Richtige setzt sich schon durch, wenn auch, wie es in der Natur der Sache liegt, oft erst nach langer Zeit.

XIV. Statistik und Tabellen.

Das der vorliegenden Arbeit zugrunde liegende Material wird am besten in zwei Abschnitte geteilt. Der erste Abschnitt reicht von 1899—1913 und umfaßt alle Fälle von originaler und modifizierter Technik der Interposition.

A. 1899—1913.

470 Fälle.

Interposition. Originaltechnik 61 Fälle
mit vier Todesfällen (zweimal bestand zur Zeit der Ausführung der Interposition akute Adnexvereiterung, einmal Komplikation mit Blasenscheidenfistel, einmal war eine interkurrente Tbc. pulmon. die Todesursache).

Interposition. Modifizierte Technik 409 Fälle ohne Todesfall,
mit Komplikationen (Dammkomplikationen nicht mitgerechnet) in 10 Fällen: zweimal Nekrose der vorderen Vaginalwand, fünfmal Eiterung im Interpositionsbett (darunter eine Amputation des myomatösen Uterus und Interposition des Uterusstumpfes), dreimal Strangulationsblutung.

In diesen 470 Fällen von Interposition wegen Prolaps wurde in zwei Fällen gelegentlich der Interposition eine Ovarialzyste entfernt, in zwei Fällen beiderseitige Hydrosalpingen, in vier Fällen beiderseitige Pyosalpingen (darunter die zwei obenerwähnten Todesfälle), in fünf Fällen Myome enukleiert und in zwei Fällen wegen Myom die supravaginale Amputation des Corpus uteri ausgeführt.

B. 1913—1918.

Dieser Abschnitt wird eingeleitet durch die Einführung der Einnähungsinterposition im Frühjahr 1913. Im Frühjahr 1914 beginnen die Suspensionsoperationen, welche lange Zeit hindurch mit der Einnähungsinterposition kombiniert ausgeführt wurden; im Jahre 1916 wurden von der Einnähungsinterposition zunächst die L-Nähte weggelassen und sodann die Einnähung überhaupt aufgegeben, dafür aber die Interposition mit Blasenleistennaht resp. die Originaltechnik mit vollständigem Bekleiden des interponierten Corpus uteri eingeführt.

Die folgenden Tabellen geben ein Bild davon, wie sich vom Frühjahr 1913 an diese einzelnen Methoden ablösten und gegenseitig ergänzten. In denselben ist bezeichnet mit

D   = Einnähungsnähte am Diaphragma urogenitale.

L   = Einnähungsnähte an den puborektalen Levatorrändern.

Sp = Suspension der Portio vaginalis an den Sacrouterinligamenten.

Sp^v = Suspension mit Fixierung der Sacrouterinligamente vorne an der Zervix.

Sp^a = Suspension mit Vereinigung der Sacrouterinligamente vor der Zervix.

Sp^{ah} = Sp^a, aber nicht wie diese Operation über das durch das vordere Scheidengewölbe luxierte Corpus uteri ausgeführt, sondern vom hinteren Scheidengewölbe aus.

Sp^{ad} = Sp^{ah} mit Durchziehen der Sacrouterinligamente durch die Parametrien.

Bll = Interposition mit Fixation der Blasenleiste hinten am Uterus.

Schsp = Interposition mit Fixation der Scheidenspange hinten am Uterus und vollständiger Bedeckung des interponierten Uteruskörpers.

Bei der Durchsicht der beigefügten Tabellen wird man finden, daß wir die verschiedenen operativen Maßnahmen, von denen hier die Rede war, in mannigfacher Weise miteinander kombiniert haben. Das erschwert die Beurteilung des Wertes und des Risikos derselben einigermaßen. Aber derjenige, der sich die Mühe nimmt, die Tabellen zu studieren, wird daraus ein lebendiges und wahrheitsgetreues Bild der Entwicklung unserer operativen Maßnahmen beim Prolaps erhalten.

1913.

1	Sinek	482	— D. —	p. p.
2	Kryzer	489	— — L.	p. p.
3	Coßmann	445	— D. — (+ Verkürz. der Sutligam. per lapar.)	Rezidivprolaps nach vor einem Jahr ausgeführter modifizierter Interposition
4	Hrdina	500	— D. —	p. p. Rupt. per. kompl. Sphinkternaht.
5	Soler	520	— D. L.	p. p.
6	Powlos	512	— D. L. (+ Verkürz. d. Sutligam. per vag. coel. ant.)	p. p.
7	Ziegler	517a	— D. L.	p. p.
8	Schwarz	550	— — L.	p. p.
9	Sedlaček		D. L. (+ Verkürz. d. Sutligam. per coel. vag. ant.)	p. p. Kleine Nekrose d. vord. Vag.-Wand. Ø Fieber.
10	Theuer	572	— D. L.	p. p.
11	Greilinger . . .	557	— D. L.	p. p.
12	Hodek	552	— D. L.	p. p.
13	Loibl	582	— D. L.	+. Fieber. 14. Tag Exitus. Eitrige Thrombophlebitis des Corpus cavernosum clitoridis u. d. Venen des r. Lab. majus; Pyämie mit metastatischen Abszessen i. d. Lungen, im Myokard, in d. Nieren, Pleuritis.
14	Strobl	574	— D. —	p. p.
15	Jesina	599	— D. L.	p. p.
16	Kisdobranska .	595	— D. L.	p. p.
17	Bezdeka	612	— D. L.	p. p.
18	Kohn	620	— D. L.	p. p.
19	Straßer	636	— D. L.	p. p.
20	Feldmann . . .	647	— D. L.	p. p.
21	Fischer	643	Op.-Gesch. fehlt, wahrscheinlich L.	p. p. Myomenukleation.
22	Sellner	678	— D. L.	p. p.
23	Degl	680	— — L.	p. p.
24	Wurzl	685	— D. L.	p. p.
25	Pabuschek . . .	717	— D. L.	p. p.
26	Mayer	750	— D. L.	p. p.
27	Richter	774	— D. —	+ afebril. Vom 16. Tage p. op. Eiterung aus dem Wundbett r. vom Uterus. Embolie der Art. pulm. am 23. Tage p. op. (Obd. prot. nicht zu ersehen, woher die großen Emboli stammen. Der eine, dickere „etwa dem Lumen der Vena cava inf. entsprechend".)

28	Lung	760	— D. L.	p. p.
29	Paier	795	— D. L.	p. p. Prolaps kompliziert durch Adnexeitersäcke. Exstirp. beider Tuben u. des l. Ovars.
30	Zingl	860	— D. L.	p. p.

1914.

31	Beyer	3	— D. L.	p. p.
32	Tropka	6 (45)	— D. L.	p. p.
33	Schnabel	49	— D. L.	p. p.
34	Tunis	56	— D. L.	p. p. Exstirp. einer l. Dermoidzyste. Mäßige Nachblutung. Tamponade.
35	Feichenthaler. .	7	— D. L.	p. p.
36	Lautmann Davidovic.	89	— D. L.	p. p.
37	Patzer	100	— D. L. — Port. amp. u. Verkürz. d. Sutligam. per coel. vag. ant.	p. p. Enukleation eines Myoms. 6. Tag 38° sonst afebril.
38	Schauer	111	— D. L. + Port. amp.	p. p. Vom 22.—34. Tag p. op. Fieber um 39°. — Pneumonie. Pyelitis links! Nachprüfung derzeit unmöglich, da Pat. sich in der Bukowina befindet.
39	Zeiner.	164	— D. L.	p. p.
40	Berger	121	— D. L.	p. p.
41	Buchmann . . .	193	— D. L.	p. p.
42	Teufer	207	— D. L. (+ Verkürz. d. Sutligam. per coel. vag. ant.	p. p.
43	Gombo	536II	— D. L.	Prolapsus vag. et recti. Incont. urinae. — Lange Rekonv. (60 Tage). R. faustgroße Pyonephrose, r. Ureter undurchgängig. — Patientin derzeit nicht auffindbar, daher Nachprüfung der Ureteraktion nicht möglich.
44	Koller.	182	— D. L.	p. p.
45	Wlcek	211	— D. L.	p. p.
46	Schober	210	— D. L.	p. p. Enukleation eines Myoms.
47	Mosik	229	— D. L.	p. p.
48	Bormse	127	— D. L.	p. p.
49	Sowa	236	— D. L.	p. p.
50	Schiller.	257	Sp. D. L.	p. p.
51	Hofmeister . . .	289	Sp. D. L.	p. p.
52	Schumann . . .	285	— D. L.	p. p.

53	Büchler	281	— D. L.	p. p. Relative Inkontinenz 3 Monate p. op. wie vorher.
54	Duma	307	Sp. D. L.	p. p. 17. Tag p. op. 39°, dann durch 9 Tage Fieber. R. Ureter funktioniert zunächst (in den ersten 10—12 Tagen p. op.) nicht, 5 Wochen p. op. wird aber beiderseits deutl. Ureteraktion festgestellt. Von Pyelitis derzeit (Februar 1917) keine Spur.
55	Wurm	303	Sp. D. L.	p. p.
56	Puffer	323	Sp. D. L.	p. p.
57	Bartl	347	Sp. D. L.	p. p. (Dehiszenz der vord. Kolporrhaphie).
58	Rehak	344	Sp. D. L.	p. p. 70 Jahre! — 8. und 26. Tag Fieber (38,8°), Enteritis. Kleiner Abszeß am Damm.
59	Pabuschek . . .	361	Sp. D. L.	p. p. (Rezidivprolaps nach an anderer Stelle vor mehreren Jahren ausgeführte Kolporhaphie).
60	Hajek	352	Sp. D. L.	p. p.
61	Spindler	386	— D. L.	p. p. Kein Prolaps! Op. nur wegen Inkontinenz.
62	Schwarz	374	Sp. D. L.	p. p.
63	Zystecki	353	Sp. D. L.	p. p. Im postoperativen Verlauf kleiner Eiterherd parazervikal. — Fieberfreier Verlauf.
64	Roleček	388	Sp. D. L.	p. p.
65	Sladky	406	Sp. D. L.	p. p. Abtragung eines verkalkten, subserösen Myoms.
66	Bači Pauker . .	456	Sp. D. L.	p. p.
67	Bös	448	Sp. D. L.	p. p. Glatter Verlauf. Bei der Entlassung an Stelle des schlanken Uterus faustgroßer, nicht schmerzhafter Tumor (Hämatom?).
68	Möstl	438	Sp. D. L.	p. p.
69	Zanzinger . . .	497	Sp. D. L.	Beiders. Pyosalpingen; beide Adnexe exstirpiert. — Leichte Temp. 38°. Vereitertes Hämatom im Uterusbett. —
70	Walter	508	Sp. D. L.	p. p.
71	Piescher	523	Sp. D. L.	Durch 30 Stunden p. op. Anurie, wahrsch. Ureteren ligiert; Durchtrennung der D- und L-Nähte, sofort Harn!; dann einfache Interposition ohne Einnähung. Heilung p. p.
72	Kouba	546	Sp. D. L.	p. p.
73	Reidl	525	Sp. D. L.	+ am 39. Tage p. op. Peritonitis nach Perforation eines Ulcus ventriculi, lokal normaler Befund.
74	Frey	560	Sp. D. L.	p. p.
75	Knirr	597	Sp. D. L.	p. p. 5$\frac{1}{2}$ Monate p. op. Portio vor die Vulva tretend bei antevertiertem, im Interpositionsbette steckendem Uteruskörper. Amputation der Portio.

76	Peter	632	Sp. D. —	p. p. Prolaps mit linkss. Pyosalpinx. Exstirp. desselben.
77	Tomann	636	Sp. D. L.	p. p.
78	Breit	657.	Sp. D. L.	p. p. Gravid. tub. d., Cyst. ov. sin. Exstirp. d. r. Tube u. d. l. Adnexe.
79	Holik	666	Sp. D. L.	p. p. Rezidivprolaps nach vor 5 Jahren ausgeführter Blasenraffung und Kolpoperineorrhaphie (Levatornaht). Nach einem Jahr Fundus b. Pressen etwas tiefertretend.
80	Straß	652	Sp. D. L.	p. p. Kl. Eiterung am Damm.
81	Pelikan	706	Sp. D. L.	p. p.
82	Bannert	697	Sp. — — Kolp.	p. p. Wegen Jugend keine Interposition.
83	Goyer	709	Sp. D. L.	p. p.
84	Schönbichler . .	714	Sp. D. L.	+ kompl. Dammriß. Sepsis v. Operationsgebiet! — 1. Tag p. op. 38,7, dann afebril; vom 9. Tag Puls 130—150. — Am 6. Tag bei Klysma Darmrohr vom Rektum in die Vagina. — 8. Tag ausgedehnte Nekrosen der Wundflächen rückwärts u. an der vord. Vaginalwand. — 12. Tag „der abgelöste Lappen der vorderen Scheidenwand nekrotisch, demarkiert sich". — 17. Tag p. op. Exitus. — „Jauchige Entzündung im Operationsgebiet, insbes. entsprechend der 1. Hälfte der hinteren Blasen- und vorderen Vaginalwand. Jauchige Entzündung des l. Ureters, des Beckens und der Kelche der l. Niere mit eitriger Nephritis. Eitrige Zystitis. — Chron. Ulcus duodeni mit Blutung in Magen und Darm" etc.
85	Schwanda . . .	741	Sp. D. L.	p. p.
86	Rathmann . . .	765	Sp. D. L.	Nachblutung aus der hinteren Kolpotomiewunde. Klemmen. 7. Tag p. op. teilweise Nekrose d. vord. Vaginalwand.
87	Wiesmüller . . .	863	Sp. D. L.	p. p.
88	Sukowsky . . .	771	(Sp. D. L.)	Gravid. V. L. M. (!). Zervixspaltung, Ausräumung, dann Prolapsoperation. — Wegen Blutung 5 Stunden p. op. bei hochgradiger Anämie vag. Exstirpation des Uterus u. der Adnexe. In d. Bauchhöhle Blut.
89	Weiser	817	— D. L.	p. p. — Sp. „technisch undurchführbar". —
90	Piestitz	8_0	Sp. D. L.	p. p. Col. tapyroid., keine Amputation. — 1 Jahr p. op. Erfolg sehr gut, das Collum hat sich nur etwas in die Scheidenachse abgeknickt.
91	Frank	841	Sp. D. L.	p. p.

1915.

93	Regner	1	Sp. D. L.	p. p.
94	Mayer, Anna . .	31	Sp. D. L.	p. p.
95	Oelwarter . . .	14	Sp. D. L.	p. p.
96	Goetz	60	Sp. D. L.	p. p.
97	Dobita	98	Sp. D. L.	In den ersten 8 Tagen subfebr. Temp., 13. bis 15. Tag Fieber — 40°, Schüttelfrost. Kleinfaustgroße Eiterhöhle r. im Uterusbett. — Aus dem r. Ureter geht eitriger Harn ab. Pat. scheinbar geheilt entlassen, hat sich der Nachprüfung nicht gestellt.
98	Schütz	101	Sp. D. L.	p. p.
99	Nawratil	135	Sp. D. L.	p. p. Temp. v. 3. Tage —38°, 15. Tag 39°, 17. Tag 39,8° r. Pyelitis.
100	Pokorny	157	Sp. D. L.	p. p.
101	Preslička	160	Sp. D. L.	p. p.
102	Exel	171	Sp. D. L.	p. p. r. Ureter p. op. „schwach arbeitend".
103	Hlauch	215	— D. L.	+ 75 Jahre, op. ohne Anästhesie. 5. Tag p. op. Exitus. Herz!! Lokal nichts!
104	Rösna	225	Sp^v. D. L.	+ 58 Jahre. — Exitus 2. Tag p. op. Pelveoperitonitis. Milztumor, parench. Degen. (Bei d. Op. war während der Sp^v etwas Pyometraeiter ausgeflossen!)
105	Kollek	238	Sp^v. D. L.	p. p. Schmerzen in der r. Nierengegend, vom 16.—20. Tag p. op. liegt Pat. naß, dann wieder trocken. Damals r. Ureter nicht funktionierend, undurchgängig, jetzt, i. e. 16. Februar 1917 sehr kräft. Ureteraktion.
106	Höcht	211	Sp. D. L.	Temp. 38°, am 14. Tag 38,8° „Exsudat" r. zwischen Uterus und Beckenwand, nicht vereitert. — R. Ureter undurchgängig. Derzeit (i. e. Febr. 1917) auch rechts deutl. Ureteraktion.
107	Gratzer	242	— D. L.	p. p. Myomenukleation.
108	Stiassny	261	Sp^v. D. L.	2. Tag 38,5. — 8.—13. Tag Temp. —38,4°. Am 11. Tag: „Zwischen Uterus u. Scheidenwand Retention, die sich nach l. u. r. erstreckt. Zystoskopisch in den ersten Monaten p. op. das Fehlen von Harnaustritt aus dem l. Ureterostium, später (6 Monate p. op.) konstatiert man Austritt von dickem Eiter aus dem l. Ureter: Linksseitige Pyelitis! Nach Bericht des Rothschildspitales in Wien wurde daselbst die Nephrektomie ausgeführt.
109	Idinger	282	— D. L.	p. p.

110	Bauer	280	Sp. D. L.	+ 46 J. Anurie p. op., daher nach 48 Stunden Laparotomie, Ureteren dilatiert, Lösung der D- und L-Nähte, darauf Harn. 5. Tag post. lap. Exitus: Pelveoperitonitis. Vereiterte Laparotomiewunde.
111	Weber	316	— D. —	p. p.
112	Schwarz	313	Sp^v. D. L.	Vor d. Prolapsop. Laparotomie: Exstirp. d. r. Adnexe wegen verwachsener Zyste und Perimetritis. — Tamponade des Douglas wegen Blutung. — 17. Tag p. op. ohne Fieber, Eiterretention im Douglas. Geheilt.
113	Lahota	323	— D. L.	p. p.
114	Hammer	356	Sp. D. L.	p. p.
115	Bürger	321	Sp^v. D. L.	Exstirp. beider Adnexe wegen Dermoidzysten. 41,8°, Schüttelfrost. — Lokal 0! R. Pyelytis! — Nach 3 Monaten: „rechts v. Collum harte Schwielen". Derzeit (Febr. 1917) besonders deutliche Ureteraktion.
116	Hintschich . . .	362	— D. L.	p. p. Rezidivprolaps nach vor 13 Jahren ausgeführter Kolpoperineorrhaphie.) — $3^1/_2$ Monate p. op. Senkungsbeschwerden. Beim Pressen Tiefertreten des Fundus, daher Öffnen des Interpositionsbettes und stärkeres Versenken des Uteruskörpers.
117	Pardo	328	Sp^v. D. L.	p. p. R. Ureter 10 Tage p. op. undurchgängig, keine Funktion. Derzeit (Febr. 1917) deutliche Aktion.
118	Wawra	341	Sp^v. D. L.	p. p.
119	Kovats	379	Sp^a. D. L.	+ 5. Tag p. op. Peritonitis.
120	Rassa	329	Sp^v. D. L.	p. p.
121	Coradini	429	— D. L.	p. p.
122	Rohr	439	Sp^v. D. L.	p. p.
123	Brückner	426	Sp^v. D. L.	p. p. 3. Tag 38,6°, lokal 0!
124	Jaschke	458	Sp^v. D. L.	p. p.
125	Goldfischer . . .	485	Sp^v. D. L.	p. p.
126	Laubheimer . . .	489	Sp^v. D. —	p. p.
127	Horowitz	497	Sp. D. —	p. p.
128	Knipp	511	Sp. D. —	p. p. Sp^a nicht möglich wegen zu großer Spannung. — 5., 11., 20. Tag Fieber 38°, 1. Ureter.
129	Wahrhaftig . . .	517	Sp^{ah}. D. L.	p. p.
130	Wilflinger . . .	524	Sp^v. D. L.	p. p. Vorher Versuch der Sp^{ah}.
131	Schmöllerl . . .	504a	Sp^v. D. L.	p. p. Vorher Versuch der Sp^{ah}.
132	Silbiger	528	Sp^{ah}. D. L.	p. p. Susp. von hinten, S. u. ligam. aber wegen Spannung nicht zu vereinigen, daher nur seitlich fixiert.
133	Kristof	530	Sp^{ah}. D. L.	p. p. 10., 11. Tag Fieber, lokal 0; Zystoskopie, dann afebril.
134	Schaller	559	Sp^{ad}. D. L.	p. p.

135	Schillinger . . .	555	Sp^{ad}. D. L.	p. p.
136	Gleich	570	Sp^{ad}. D. L.	p. p.
137	Tillinger	607	Sp^{ad}. D. L.	p. p.
138	Smutuy	602	— D. —	p. p. Perimetritis.
139	Strahlhofer . . .	613	Sp^{v}. D. L.	p. p. Vorher Versuch Sp^{ad}.
140	Blas	626	Sp^{a}. D. L.	p. p.
141	Hacker	605	Sp^{a}. D. L.	p. p.
142	Weißhapp . . .	614	Sp^{a}. D. L.	p. p.
143	Priesching . . .	644	Sp^{a}. D. L.*	p. p. Prolaps kompl. mit Myom. und Perimetritis. Supravag. Amput. per vag. und Einnähung des Stumpfes.
144	Olf	658	— D. —	p. p. Kruralhernie; rad. op.
145	Soukup	670	Sp^{a}. D. L.	p. p.
146	Schimko	669	Sp. D. L.	p. p. Exstirp. beiders. Tubenwinkelmyome.
147	Jaschke	711	Sp. — — Verkürz. d. Lig. rot.	p. p. Kein Prolaps! Retroversion!
148	Schapiera . . .	716	Sp. D. L.	p. p. Nur der Stumpf wird interponiert, da vor 6 Jahren Uterus wegen Myom supravag. amputiert worden war.
149	Sandvar	725	Sp^{a}. D. L.	p. p.
150	Novak	737	Sp^{a}. D. L.	p. p.
151	Sziyethy	733	Sp^{a}. D. L.	p. p. Prolaps mit großem puerperalem Eitertumor der l. Adnexe. — Exstirp. der l. Adnexe.
152	Scheinpflug . .	743	Sp. D. L.	p. p.
153	Riščak	736	Sp^{a}. D. L.	p. p. Verkalktes Myom. Enukleation. Nekrose der Kapselreste.
154	Heber	744	Sp^{a}. D. L.	p. p.
155	Biegl	761	Sp^{a}. D. L.	+ 62 Jahre Prolaps mit schwerer Perimetritis. Sepsis. 8. Tag Exitus. Abszeß im kleinen Becken.
156	Querasser . . .	767	Sp^{a}. D. L.	p. p. 1. und 7. Tag Temp. über 38°. Lokal Ø.
157	Wilhelm	798	Sp^{a}. D. L.*	+ Myom. Supravag. Amput. per vag. u. Einnähung des Stumpfes. 17. Tag Exitus. Embolie der Pulmonalis. Nekrose des hint. Scheidengewölbes, großer Abszeß im Bekken. — „Das Herübernähen der hinteren Scheidenwand wegen ihrer Kürze schwierig. Subfebrile Temperaturen vom 5. Tage an. 7. Tag: Starker, übelriechender Fluor. 14. Tag: Andauernd starker, übelriechender Fluor. „Portio nicht zu erreichen, Verhältnisse des Scheidenendes unklar." 17. Tag: Plötzlicher Exitus. Obduktion: „Periprokt. Abszeß in der Umgebung des Stumpfes und Kommunikation dieses Abszesses mit dem Zervikalkanal einerseits, andererseits mit der Vagina durch das

				hintere Scheidengewölbe." Verwachsung der Flex. sigmoid. mit der hinteren Blasenwand. Embolie der Pulmonalarterie.
158	Nagy	757	Sp^a. D. —	p. p. Der Prolaps kompliziert durch großen Ovarialabszeß rechts und schwere Perimetritis. Exst. d. r. Adnexe u. d. l. Tube per vag.
159	Simanek	820	Sp^a. D. L.	p. p.
160	Lachmann . . .	836	Sp^a. D. L.	p. p.
161	Fadle	816	Sp. D. L.	p. p.
162	Duschek	841	Sp. — —	p. p. Kein Prolaps. Retroversion.
163	Leitner	819	Sp^a. D. L.	p. p.
164	Pechak	845	Sp. D. L.	p. p.
165	Halmy	840	Sp^a. D. —	Nekrose d. hint. Vaginalwand. Abszeß. — Heilung. — 67 Jahre, kachektisch. — Schlechtes Allgemeinbefinden. — „Herübernähen der hinteren Scheidenwand über die Portio ohne Spannung." Uterus klein. Vom 3. Tag p. op. Fieber. — Vom 6. Tag übelriechendes Sekret. 18. Tage p. op.: Große Eiterretention hinter dem Uterus. Eiter stinkend wie bei Nekrose. — 20. Tag: Abgang eines mit mehreren Nähten besetzten nekrotischen Fetzens. Dann Heilung — Endresultat gut!
166	Regelsberger . .	862	Sp. D. L.	p. p.
167	Peterka	821	Sp^a. D. L.	p. p.
168	Eichberger . . .	874	Sp^a. D. —	p. p.
169	Schöbinger . . .	876a	Sp^a. D. —	p. p.

1916.

170	Dallian	16	Sp^a. D. L.	p. p.
171	Krader	24	Sp. D. L.	p. p. 14. Tag p. op. nach d. Aufstehen Monoplegie (55 Jahre).
172	Mayer	45	Sp. — Kolp.	Da jung und noch Kinder haben will, unterbleibt die Interposition. p. p.
173	Wolf	25	Sp. — —	p. p.
174	Jungbauer . . .	77	Sp^a. D. —	p. p. 7.—10. Tag Fieber (38°), lokal keine Ursache.
175	Žažek	85	Sp^a. D. —	p. p.
176	Dufek	95	Sp^a. D. —	p. p. Subfebr. Temp. (6., 15., 16. Tag 38°). Keine Ursache.
177	Zachar	114	Sp^a. D. Port. amp.	p. p.
178	Pick	112	Sp^a. D. —	p. p.
179	Doblitzky . . .	92	Sp. D. —	p. p.
180	Hanel	129	Sp^a. D. —	p. p.
181	Ludl	130	Sp. D. —	p. p.

182	Leitringer . . .	142	Sp^a. D. Port. amp.	p. p.
183	Krejči	156	Sp^a. D. —	p. p. 3. Tag 38,5, lokal Ø! Sonst afebriler Verlauf.
184	Schwander . . .	159	Sp^a. D. —	p. p.
185	Nagelreiter . . .	171	Sp^a. D. L.	p. p.
186	Sabadisch. . . .	104	Sp^a. D. L.	p. p.
187	Jankowitsch . .	190	Sp^a. D. L.	+ 7. Tag p. op. Nephritis (Anurie!). Pyelitis Fettherz. Atheromatose. — Lokal in Ordnung.
188	Wickenhauser .	195	Sp^a. D. L.	p. p.
189	Dwořak	193	Sp^a. D. L.	p. p. Verletzung der Urethra, Naht, Heilung etc.
190	Amstätter . . .	202	Sp^a. D. L.	p. p. Präparation der kathet. Ureteren. 24 Stunden Anurie, dann Hämaturie.
191	Mužik	226	Sp. — Kolp.	p. p. Wegen Jugend keine Interposition!
192	Reinwein	199	Sp^a. D. —	p. p.
193	Slawiček	207	Sp. — Kolp.	p. p. Wegen Jugend keine Interposition!
194	Pokorny	244	Sp^a. D. L.	p. p.
195	Felix	269	Sp^a. D. —	Peritonitische Symptome, Nekrose d. hint. Vaginalwand, starke Eiterung, eine Zeitlang sehr bedrohlicher Zustand. — „Damit die hintere Vaginalwand gut gestreckt wird, wird ein ca 4 cm breiter Streifen reseziert." (Es handelt sich um einen sehr großen Douglasprolaps!) „Trotzdem gelingt die Vereinigung des hinteren Scheidenwundrandes mit der hinteren Muttermundslippe noch ohne Spannung." Die ersten vier Tage vollkommen normal. 5. Tag heftige Schmerzen im Bauch, dann sehr bedrohliche peritonitische und septische Symptome. Untertemperaturen! — 8. Tag: Eröffnung eines vereiterten Hämatoms links vom Uterus. — Zustand unverändert. — 27. Tag: Eröffnung eines großen Eiterherdes hinter der Portio. Durch mehrere Wochen starke Eiterung von dort her. — Acht Wochen p. op. geheilt entlassen.
196	Czeika	290	Sp^a. D. —	p. p. Schon während des Operierens prominiert der ungemein voluminöse Uteruskörper stark gegen die Scheide, 8 Monate später wird das Interpositionsbett wieder eröffnet und der Uteruskörper viel tiefer versenkt (gleichzeitig sehr ausgiebige Resektion der vorderen Scheidenwand).
197	Skubal	283	Sp^a. D. —	p. p.
198	Glaser	371	Sp^a. D. L.	p. p.
199	Duringer	390	Sp^a. D. —	Vom 4. Tag Fieber; vereitertes Hämatom l. und r. vom Uterus. Endresultat sehr gut.

200	Alscher	496	Sp^a. D. —	p. p. Prolaps mit Myomer. Myome enukleiert. 1. Tag p. op. 38,2°, sonst glatt.
201	Slepička	392	Sp^a. D. —	Vom 2.—12. Tag Fieber, 38—38,8°. Vereitertes Hämatom rechts vom Uterus. Endresultat sehr gut.
202	Gangwolf	402	Sp^a. D. —	p. p.
203	Gaderer	411	Sp^a. D. —	p. p.
204	Göbl	424	Sp^a. D. —	p. p.
205	Kirchmaier . . .	453	Sp. — Port. amp. Kolp.	Da jung, keine Interposition! — p. p. SchwerePneumonie, ad Int. transf. dort geheilt.
206	Chmilevsky . . .	458	Sp^a. D. —	p. p.
207	Heindl	455	— D. —	p. p. Pat. war schon zweimal wegen ihres Prolapses von anderer Seite erfolglos operiert worden, und zwar mittels Kolpoperineorrhaphie.
208	Buchbauer . . .	469	Sp. — Kolp.	Da jung, keine Interposition!
209	Feigl	457	Bll. D. —	p. p. Zystitis. 16.—18. Tag Temp. um 39°. Pyelitis. Spülungen des Nierenbeckens. Heilung.
210	Marsänger . . .	490	Sp. Bll. D. L.	p. p. Zystitis. 14., 15. Tag Temp. um 39°. Pyelitis. Splg. Heilung.
211	Hesseldorfer . .	511	Sp^a. Bll. D. L.	p. p.
212	Schnitzer	439	Sp^a. Bll. D. L.	+ Kachektische Person, 57 Jahre. — Vom 7. Tag an peritonitische Symptome, Nekrose der hint. Vaginalwand, dahinter Abszeß im kleinen Becken. Gestorben am 34. Tage p. op. unter dem Bilde der Sepsis. — „Hintere Scheidenwand unter mäßiger Spannung über die Portio zu nähen." (Uterus klein!) — 17. Tag p. op. ein mit Seidenfäden besetzter nekrotischer Fetzen abgegangen. — Obduktion: Abgesackte eitrige Peritonitis. „Im kleinen Becken liegt die Portio vag. uteri mit der Mündung nach aufwärts gerichtet, frei vor, die hintere Vaginalwand..... defekt."
213	Kronawetter . .	579	Sp^v. Bll. D. L.	Nekrose der hint. Scheidenwand. — 8. Tag p. op. sehr übelriechender, brauner Fluor' Befinden gut, Ø Fieber. — 9. Tag: Hintere Scheidenwand v. d. Portio abgelöst, dahinter Höhle, aus der der stinkende Fluor kommt. Keine peritonitischen Erscheinungen. — 19. Tag: Abgang eines großen, nekrotischen Fetzens mit Seidennähten. Heilung.
214	Ludwig	638	Sp^a D. —	p. p.
215	Kolař	537	Sp^a. Bll. D. L.	p. p. Uterus schwer vorzuholen, dann stark gestaut; am Ende d. Op. so groß, daß er sich fast bis in die Vulva vorwölbt. — Endresultat 21. Tag p. op. tadellos.

216	Biegeleisen . . .	534	Sp^a. Bll. D. —	Vag. Exst. beiders. Ovarialtumoren. Nekrose des Corpus. Heilung.
217	Adamek	548	Sp. — D. —	p. p.
218	Fuhrmann . . .	554	Sp^a. Bll. D. L.	Großes, multilokul. Kystom. Hernia umbil. — Exst. d. Kystoms per vag. und per lap. Radikalop. d. Hernie. per lap. 4. Tag 38,7, sonst afebril. p. p.
219	Rosenband . . .	551	Sp^a. Bll. D. L.	p. p.
220	Wlček, Elis. . .	646	Sp^a. Bll. D. L.	p. p.
221	Singer	575	Sp. supravag. Amp. D. —	+ Kokosnußgroßes Myom. vag. Op. Morcellement, supravag. Amput. Susp. d. Portio, Diaphr. fix. des Stumpfes. Glatter Verlauf. 7. Tag Pulmonalembolie. Gestorben.
222	Tausk	589	Sp^a. Bll. D. —	Nekrose der hint. Vaginalwand, peritonitische Erscheinungen, schwerste Zystitis, zeitweise sehr bedrohlich erscheinender Zustand. Vom 7. Tag Fieber. — 9. Tag: brauner, für Nekrose charakteristischer Fluor. — 13. Tag nekrotische Fetzen mit Seidennähten. — Geheilt!
223	Wiežik Sofie . .	572	Sp^a. Bll. D. L.	p. p.
224	Forthofer. . . .	560	Sp^a. Bll. D. L.	p. p. 5. Tag 38,4, lokal nichts Bes.
225	Dwořak	580	— Bll. D. L.	p. p. 2., 3. Tag 38,3. — 19. Tag 39,4. Zystitis, l. Pyelitis? Nach Ureterkath. entfiebert.
226	Reißner	583	Sp^a. Bll. D. L.	Riesenprolaps Nekrose der hinteren Vaginalwand, geringe Störung des Allgemeinbefindens, leichte peritonitische Erscheinungen. — Abszeß am Damm. — „Scheide ohne Spannung über die Portio genäht." (Uterus sehr groß, Sonde 14 cm). — 6. Tag: starker Fluor. — 8. Tag: Drains im hinteren Scheidengewölbe, sehr reichlicher Fluor. — 11. Tag: Seidenfädenschlingen mit dem Eiter durch das Drainrohr ab. — Heilung gut.
227	Ehrlich	624	Sp. Bll. D. L.	p. p.
228	Pospischil . . .	625	— Bll. D. L.	p. p.
229	Lauchnegger . .	618	— Schsp. D. L.	Vereitertes Hämatom, sehr groß, im Bett des Uterus. Dieser war sehr mühsam vorzuholen gewesen, Corpus stark verletzt. (7. Tag 38,5.) Heilung sehr gut.
230	Vyhuak	632	Sp. Schsp. D. —	p. p.
231	Sojka	630	— Bll. D. —	p. p. Pat. war schon zweimal wegen Prolaps operiert worden: Vor 10 Jahren Ventrofixation, vor 6 Jahren Kolpoperineorrhaphie in einem auswärt. Spitale.
232	Huber	643	Sp. Schsp. D. —	p. p.

233	Kratky	649	Sp. Schsp. D. — Spᵃ.	+ 8. Tag Sepsis, Pat. 69 Jahre alt., Op.-dauer 2½ Stunden! Zuerst Sp., dann erst Spᵃ. — Lokale eitrige Peritonitis. — Vom 4. Tage brauner, übelriechender Fluor.
234	Kanian	642	— Schsp. D. —	2. Tag p. op. 38,5, dann afebril. Dehiszenz am Damm, Eiterung im Uterusbett mit Nekrose d. vord. Vaginalwand und oberfl. Nekrose d. Uterus.
235	Guttl	657	Spᵃ. Schsp. D. —	p. p.
236	Prinz	675	Sp. Fix. l. rot. Kolp.	p. p. Will noch Kinder haben, daher keine Interposition.
237	Matzun	242	Sp. Fix. l. rot. —	p. p. Retroversion ohne Prolaps daher keine Interposition.
238	Kotlaß	676	Spᵃ. Schsp. D. —	p. p. 1. Tag p. op. 39⁰, lokal ∅, sonst afebril.
239	Wagner	697	Sp. Schsp. D. Port. amp.	Eiterung im Uterusbett (Vorziehen des Uterus war sehr mühsam gewesen!). 1. Tag p. op. 39⁰, 2., 3. Tag 38⁰, dann afebril.
240	Fikeys	698	Sp. Schsp. D. —	p. p.
241	Hempel	708	Spᵃ. Schsp. D. —	p. p.
242	Ponstingl	730	Sp. Schsp. D. —	p. p.
243	Prochaska . . .	732	Sp. Schsp. — —	p. p. Tbc. perit. et tub. Exstirp. beider Tuben.
244	Wegrzynowicz .	763	— Schsp. — —	p. p. Geringer Deszensus. Interposition wegen Harnträufeln gemacht.
245	Kaplan	769	— Schsp. — —	p. p.
246	Herzer-Kieferbaum	793	Sp. Schsp. — —	p. p.
247	Schneider . . .	794	— Schsp. — —	p. p.
248	Brötzenberger .	796	Spᵃ. Schsp. D. —	Hohes Fieber. Schüttelfrost. Eiterung im Uterusbett (zwischen Uterus und Blase).
249	v. Hedry	783	Sp. Schsp. — —	p. p. Kompletter Dammriß, Sphinkternaht!
250	Ederer	799	Sp. Schsp. — —	p. p.
251	Heidrich	800	Spᵃ. Schsp. — —	p. p. Nach 5 Monaten bei schwerer Arbeit plötzliches Rezidivieren. Die Untersuchung ergab, daß das Collum aus der Sacrouterinschlinge herausgerutscht war. Mittels Laparotomie wird das Collum wieder in diese Schlinge eingelegt und in derselben besser fixiert.
252	Grundtner . . .	813	Sp. — — —	p. p. Retroversion, ohne Deszensus.
253	Hofmeister . . .	810	Spᵃ. Schsp. D. —	p. p.
254	Bayer	818	Spᵃ. Schsp. D. —	p. p.
255	Kunz	822	Sp. Schsp. D. —	p. p.
256	Lechner	854	— Schsp. —	p. p. Keilexzision aus dem zu großen Corpus.
257	Gritzbauch . . .	875	— Schsp. D.	p. p. 1. Tag p. op. 38,3, sonst afebril.
258	Blaschik	878	Spᵛ. Schsp. D.	p. p.
259	Zelenka	876	— Schsp. D.	p. p. Prolaps mit Myom. Enukleation. Pyelitis. — Vom 10. Tag an hoher Puls leichte Tempe-

				ratursteigerungen. — 18. Tag Schüttelfrost. — 19. Tag Temp. 39,8. Puls über 160! — 26. Tag wegen Fieber Zystoskopie: Linkss. Pyelitis, r. Ureter nicht gefunden. — 33. Tag Zystoskopie: Beide Ureteren leicht durchgängig. Rechts starke Stauung (über 2 Eprouvetten), leichte Trübung. Links in 4 Stunden nur 1 ccm trüber Harn. Danach Temperaturabfall. — 47.—52. Tag wieder Fieber bis 39,7. Durchfälle! Heilung.
260	Mileda	874	Sp. Schsp. —	p. p. p. op. Portio nicht sehr gut stehend, bei der Entlassung sehr gut,
261	Zaiczek	872	— Schsp. —	p. p. Prolaps mit Myom. Enukleation. Exstirp. beider Ovarien (Kastration).
262	Vogl, 74 J. . . .	Pr. 17 Isol.	Ip. rektovag. L.	p. p. Rektokele!
263	Widek.	889	Spᵃ. Schsp. D.	Riesenprolaps. Fieber 2. und 3. Tag. —39,4. Eiterung im Uterusbett, geheilt.
264	Philipovicz . . .	890	Sp. P. u. vag. Schsp. D.	p. p.
265	Harant	898	Spᵃ. Schsp. D.	+ Vereitertes Hypernephrom. Exstirp. d. r. Niere p. lap. Patient die ersten Tage anurisch (Nephrektomie!). Allmähliche Besserung, am 6. Tage plötzliche Verschlechterung. 7. Tag Exitus. Obdukt.: Abszess im Douglas. Pelveoperitonitis purulenta. Gangränöser Lungeninfarkt. Thrombose der Venen des rechten Beines. Nekrot. Ileitis und Kolitis.
266	Münzer	899	— Schsp. —	p. p.
267	Ederer	921	— — D.	Corpus zu stark prominierend nach vor 3 Jahren auswärts gemachter Interposition. p. p.
268	Ort	928	Spᵃ. Bll. —	p. p.
269	Steirer	946	Sp. Bll. —	p. p. Amput. d. hypertroph. vord. Lippe.
270	Geiger	940	Spᵃ. Schsp. D.	p. p.
271	Grohmann . . .	950	— Bll. D.	p. p.
272	Hoffmann. . . .	973	— Schsp. —	p. p.
273	Bochner.	962	— Schsp. D.	p. p.
274	Binder	977	— Schsp. D.	p. p.
275	Heller	986	Sp. Schsp. —	+ 8. Tag p. op. Embolie beider Lungenarterien.
276	Schärf	993	Spᵃ. Schsp. —	+ 42. Tag p. op. Sepsis. Nekrot. Ausstoßung der Portio. Großer Abszeß r. bis unter das Zwerchfell. — Fieber vom 1. Tag an. — 7. Tag: Resistenz über dem r. Darmbein. — 9. Tag: Jauchiges Sekret aus dem Uterusbett. Schwerste Zystitis. — 11. Tag: Abgang nekrotischer Fetzen. — 13. Tag: Aus dem hint. Scheidengewölbe ent-

				leert sich Eiter. — 14. Tag: Eröffnung der großen Eiterhöhle auf dem r. Darmbeinteller vom Uterusbett aus. Eiter und Koagula! Der Abszeß reicht hinter dem Uterus über die Mittellinie nach links. — 18. Tag: Abgang der nekrotischen Portio mit Scheidenwand. — 20. Tag: Andauernd brauner, jauchiger Fluor. Dekubitus. Wasserbett. — 42. Tag: Exitus. — Obdukt.: Pelveoperitonitis durch Verklebung der Flex. sigm. Cökum etc. abgeschlossen. Eiterung entlang dem Colon ascendens bis an die Leber, subphrenischer Abszeß. — Rechtss. Pyelonephritis.
277	Parénica	1002	— Schsp. —	Geheilt. Prolaps mit rechtsseitigem entzündlichem Adnextumor. Entzündung d. r. Adnexe. Exstirp. d. r. Adnexe. Schwere Zystitis und jauchiger Ausfluß. Fieber v. 1.—19. Tag. Nekrose d. vord. Vaginalwand.

1917.

278	Kratschmer . .	1	— Schsp. —	p. p.
279	Fischer	23	Sp. Schsp. —	p. p.
280	Krug	2	Sp. Schsp. —	p. p.
281	Wiedl	20	Sp. Fix. der Lig. rot.	p. p. Retroversio uteri, geringer Deszensus.
282	Durnecker . . .	21	Sp. Schsp. —	p. p. Die ersten 6 Tage Temp. um 38°. Lokal keine Ursache!
283	Auer	48	Sp^a. Schsp. —	p. p.
284	Ostřižek	60	Sp. Schsp. —	p. p.
285	Zaborek	58	— Schsp. —	p. p. Prolaps kompliziert mit beiderseitigem Adnextumor. Exstirp. beider Adnexe. 4. Tag Schüttelfrost, 40,6°. — 6. Tag 38,4. Ursache??
286	Killer	64	Sp^v. Schsp. —	p. p.
287	Hauch	70	Sp. Schsp. —	p. p. Myom. Enukleation.
288	Popper	27	— — D.	p. p. Fundus-Rezidiv nach vor 15 Jahren ausgeführter Interposition.
289	Silberschatz . .	36	— Schsp. —	Geringer Deszensus.
290	Schimek	78	— Schsp. —	Verletzung der Blase. Naht der Blase.
291	Koudelka	91	Sp. Schsp. —	Kleines Myom. Enukleation.
292	Swoboda	103	Sp^v. Bll. —	p. p.
293	Kögel	115	— Schsp. —	p. p.
294	Müllner	108	— Schsp. —	p. p.
295	Heindl	112	— Schsp. —	p. p.
296	Siegl	128	— Schsp. —	Schwere Zystitis, Blasenscheidenfistel (spontan sich schließend).

297	Lorenz	152	— Bll. —	op. wegen Inkontinenz.　2 Myome enukleiert. p. p.
298	Schödl	146	— Schsp. —	p. p.　Prolaps mit Perimetritis.
299	Aumüller	170	— Schsp. —	Ut. myomat., Enukleation.
300	Gratzl	186a	— Schsp. —	Ut. myomat., Enukleation.
301	Fischer	188	Sp. Schsp. —	p. p.
302	Thalhammer . .	190	Sp^a. Schsp. —	p. p.
303	Faher	197	Sp^a. Schsp. —	p. p.
304	Brunner.	201	— Schsp. —	p. p.　Ut. myomat., Enukleation.
305	Karl	195	Sp^a. Schsp. —	+ irreponibler Riesen-Totalprolaps;　Peritonitis universalis.
306	Riegler	222	Sp^v. Schsp. —	p. p.
307	Anderich	240	— Schsp. —	p. p.
308	Dorfstätter . . .	241	— Schsp. —	p. p.　Tbc. pulm.
309	Patzelt	267	Sp. Schsp. —	p. p.
310	Schimer.	262	— Schsp. —	p. p.
311	Ullrich	263	— Schsp. —	p. p.
312	Schiffauer . . .	278	— Schsp. —	p. p.
313	Hais	287	Sp. Schsp. —	p. p.
314	Calupek	293	Sp. Schsp. —	p. p.　Die Fixation d. Scheidenspange wird vergessen.
315	Hecht	301	Sp. Schsp. —	p. p.
316	Klampfer. . . .	295	— Schsp. —	p. p.
317	Brix.		— Schsp. —	p. p.
318	Semlitschka . .	325	— Schsp. —	p. p.
319	Balz.	338	Sp. Schsp. —	p. p.
320	Jarz.	353	Sp. Schsp. —	p. p.
321	Bohuslav	348	Sp. Schsp. —	p. p.
322	Ehmann	340	Sp. Schsp. —	p. p.
323	Kohn	352	Sp. Schsp. —	Am 13. Tage 38,6, schwere Zystitis, kleine Damm-Mastdarmfistel, die sich spontan schließt.
324	Schmidt	363	Sp. Schsp. —	Am 10. Tage 37,5, schwerere Zystitis.
325	Nemetz	376	Sp^v. Schsp. —	Am 2. Tage 39,3, es besteht gleichzeitig Tbc. peritonei.
326	Burg	395	— Schsp. —	Schwerere Zystitis, am 16. Tage 39⁰.
327	Zöhrer	397	Sp. Schsp. —	p. p.
328	Thalhammer . .	405	— Schsp. —	p. p.
329	Steiner	407	— Schsp. —	p. p.
330	Puhr	431	— Schsp. —	p. p.
331	Kattner	445	Sp^v. Schsp. —	p. p.
332	Paukner	440	Sp^a. Schsp. —	p. p.
333	Fischer	443	Sp. Schsp. —	p. p.
334	Kopal	484	Sp. Schsp. —	p. p.
335	Wodička	485	Sp^v. Schsp. —	p. p.

336	Kozal	487	Sp^v. Schsp. —	p. p.
337	Mamorek	494	Sp^v. Schsp. —	p. p.
338	Kempinska . . .	493	— Schsp. —	p. p. Amputat. supravag. ut. myomat.
339	Hitscher	499	— Schsp. —	p. p.
340	Perr	496	Sp^v. Schsp. —	p. p.
341	Kron	487	— Schsp. —	Enukleation eines großen Myomtumors.
342	Bohnč	461	Interp. recto-vag.	p. p.
343	Vogel	874 / 1916	Interp. recto-vag.	p. p.
344	Heißler	198	Interp. ohne Schsp.	p. p.
345	Hruschka	387	Interp. ohne Schsp.	Wegen Inkontinenz.
346	Lorenz	152	Interp. ohne Schsp.	Wegen Inkontinenz.
347	Resch	398	Sp.-Schsp.	p. p. — Schsp. nicht fixiert.
348	Mattacha . . .	483	Schsp.	Exst. adn. s. et tub. d. (Tumor adn.).
349	Leb	526	Schsp.	
350	Eichinger. . . .	527	Schsp.	
351	Bergauer	555	Schsp.	Prolaps mit Tum. adn. bil., Exst. adn. bil 3 Tg. p. op. 37.8. Phlebitis cun. sin.
352	Hitscher	499	Schsp.	p. p.
353	Hadraba	529	Sp^v. Schsp.	
354	Bulna	633	Schsp.	Exst. myom. — p. p.
355	Lang		Sp^v. Schsp.	31. VIII. bis 3. IX. 38,2⁰. Uterus umgewandelt in eine über faustgroße, schmerzhafte Resistenz.
356	Einfalt	639	Sp^v. Schsp.	p. p.
357	Fedra	637	Sp^v. Schsp.	Am 10. Tag tritt Furunkulose auf. Am 8. und 11. Tage 37,8 resp. 37,5⁰.
358	Kral	624	Sp^v. Schsp.	Prolaps kompliz. mit Pyosalpinx bil. — Exst. tub. — p. p.
359	Kuntner	609	Sp^v. Schsp.	Schwere Cystitis, mißfärbiger Fluor. 11.—15. Tag Temp. zw. 38 und 38,5⁰.
360	Kapusta	608	Interpos. ohne Schsp.	Amput. port. Excis. tub. bil. — Tbc. genit. — p. p.
361	Leidenfrost . . .	593	Sp.-Schsp.	p. p. — Furunkel.
362	Meyer	607	Sp.-Schsp.	2.—7. Tag p. op. 37,9—38,3⁰. Thrombophlebitis.
363	Nims	618	Schsp.	Enucl. myom. — p. p.
364	Pahne	630	Schsp.	Enucl. myom., Bassini. — p. p.
365	Polaček.	606	Schsp.	12.—16. Tag p. op. 40,5—37,7⁰. Pyelitis.
366	Sieglbauer . . .	600	Sp^v. Schsp.	Am 2. Tag: Eröffnung d. vord. Kolporrhaphie und Entleerung von zersetztem Blut. — Abszeß am Damm. — Kl. Damm-Mastdarmfistel.

367	Schnabel	576	Schsp.	p. p.
368	Thier	638	Sp.-Antef. lig. rot.	Wegen Jugend d. Pat. keine Interposition. 3. bis 5. Tag p. op. 38,7⁰. Im r. Hypogastrium druckschmerzhafte Resistenz (Exsudat?).
369	Törner	575	Sp^v. Schsp.	p. p.
370	Zuna	590	Sp.-Schsp.	p. p.
371	Zant	582	Interp. rectovag.	Rectocele. p. p.
372	Doleschil . . .	666	Sp.-Schsp.	Amput. port..-p. p.
373	Danzinger . . .	738	Schsp.	p. p.
374	Eder	740	Schsp.	p. p.
375	Fröhlich	721	Interp. d. Stumpfes	+ Defundatio ut. wegen kindskopfgroßen Myoms. Gest. 9. X. an Peritonitis. 57 J.
376	Fiala	680	Sp^v. Schsp.	p. p.
377	Hofstetter . . .	685	Sp^v. Schsp.	p. p.
378	Hartl	717	Schsp.	p. p.
379	Ingele	733	Schsp.	p. p.
380	Kadletschik . .	667	Schsp.	Enucl. myom., Bassini. — p. p.
381	Greipner	704	Sp^v. Schsp.	p. p.
382	Müller	722	Schsp.	p. p.
383	Mandler	664	Interp. recto-vag.	Enucl. myom. 1.—3. Tag 38—38,5⁰. p. p.
384	Nitsch	732	Sp.-Schsp.	5.—14. Tag Fieber zw. 38 und 39,2⁰. — Beim Eindringen mit dem Finger entleert sich aus dem Wundbett r. Eiter. An der r. Beckenwand über faustgroßes Exsudat.
385	Ottilinger . . .	729	Sp^v. Schsp.	p. p.
386	Petznek	714	Schsp.	p. p.
387	Töpner	676	Schsp.	p. p.
388	Thurner	703	Sp^v. Schsp.	p. p.
389	Wanicek	719	Sp^v. Schsp.	p. p.
390	Bünger	761	Schsp.	Amput. port. — p. p.
391	Buchsbaum . . .	780	Sp^v. Schsp.	+ 69 J. Pyometra. (Streptokokken). Gest. Peritonitis.
392	Beschely	754	Sp^v. Schsp.	p. p.
393	Demuth	766	Sp^v. Schsp.	p. p.
394	Pallistl	760	Sp^a. Schsp.	Fixatio recti. Mehrere Tage p. op. Puls- und Temp.-Anstieg.
395	Hlawa.	795	Schsp.	p. p.
396	Hainal	792	Sp^v. Schsp.	Furunkel. — Stichkanaleiterung d. Dammnaht. Eitriger Fluor.
397	Anapil	781	Sp^v. Schsp.	p. p.
398	Mondra	799	Sp^v. Schsp.	p. p.
399	Polak	785	Sp^v. Schsp.	p. p.
400	Pothora	745	Schsp.	p. p.
401	Reich	797	Schsp.	p. p.

402	Rösch	762	Sp^v. Schsp.	p. p.
403	Stinl	746	Schsp.	p. p.
404	Weinberger . . .	771	Sp^v. Schsp.	p. p. Starke Cystitis. Eitriger Fluor.
405	Wedli	744	Sp^v. Schsp.	Rezidivoperation nach Sp. am 22. IV. 1914.
406	Hofmeister . .	803	Sp. ohne Schsp.	Vordere Scheidenwand nekrotisch, wird abgestoßen.
407	Gabriel	826	Sp^v. Schsp.	P. p.
408	Goldenberg . . .	830	Schsp.	p. p.
409	Reiter.	866	Sp^v. Schsp.	p. p.
410	Kafende	756	Sp.-Antef. lig. r.	Amput. port. — Wegen Jugend d. Pat. keine Interposition.
411	Oberleitner . . .	726	Sp^v. Schsp.	p. p.
412	Hagenbucher .	824	Schsp.	p. p.